泌尿器 Care & Cure
Uro-Lo 別冊

骨盤臓器脱
&
尿失禁

女性泌尿器科疾患の治療とケア

編著 | 谷口珠実　山梨大学大学院総合研究部医学域看護学系 健康・生活支援看護学講座 教授
　　 | 加藤久美子　名古屋第一赤十字病院 女性泌尿器科 部長

For Female
Urogenital
Diseases

MC メディカ出版

推薦のことば

女性骨盤底機能障害は、骨盤臓器脱に加えてさまざまな下部尿路機能障害を引き起こし、その病因には女性に特有なイベントである妊娠・出産が深くかかわり、また加齢によるさまざまな機能的・構造的変化も関与します。女性骨盤底の機能的あるいは構造的な異常は、骨盤臓器脱、腹圧性尿失禁、骨盤痛症候群（間質性膀胱炎）、過活動膀胱、低活動膀胱、便失禁などの多彩な病態により、QOLを著しく障害する症候を引き起こします。また、これらの症候の罹患率は加齢とともに急速に増加することから、超高齢社会を迎え、健康長寿を目指すわが国において、ますます重要な疾患として注目されています。

骨盤底機能障害に関与する女性泌尿器科疾患の診療においては、泌尿器科医あるいは婦人科医が中心的役割を担うものの、病因の一端には生活習慣の問題が関与し、また治療においても薬物治療や外科的治療などの医学的治療以外に、生活指導や理学療法などの行動療法も重要となります。また、治療効果の持続、患者満足度の向上、QOL改善のためには十分なケアの提供が必要です。

本書は、女性骨盤底の解剖・機能に関する基礎的事項から腹圧性尿失禁、過活動膀胱、骨盤臓器脱、低活動膀胱、下部尿路閉塞、間質性膀胱炎、泌尿生殖器瘻孔、女性性機能障害などの骨盤底機能障害に関連した女性泌尿器科疾患の診断・治療、さらには骨盤底筋訓練（バイオフィードバック）、生活指導を含む行動療法やペッサリー治療についても、図表を駆使して、わかりやく、簡潔に解説されています。また、アセスメントやケアの実際についても、十分なページ数を割いて、重要なポイントが網羅されています。医師のみならず、看護師、理学療法士などに役立つ情報が満載で、まさにメディカ出版の面目躍如といったところでしょうか。

巻末にいくつかのessayが収録されていますが、女性泌尿器科疾患の診療に深くかかわっておられる医師・看護師の極意、思い、本音が書かれていますので、ぜひご一読ください。

泌尿器科医・婦人科医のみならず、女性泌尿器科疾患の診療チームにかかわるメディカルスタッフにとっても必読の書として本書を推薦いたします。

名古屋大学大学院医学系研究科泌尿器科学教授
後藤百万

序文

治療の立場から

　女性泌尿器科（ウロギネコロジー、女性骨盤底医療）は女性骨盤底のゆるみを背景とした下部尿路症状や骨盤臓器脱を扱う分野です。日本では「ばあさんのつまらない病気」、生命には関係ないと軽視される傾向がありましたが、最近は「中高年女性の重要なQOL疾患」と認知されるようになりました。

　私がこの分野に入ったきっかけは、1980年代初頭に名古屋大学で導入された腹圧性尿失禁のStamey（ステイミー）手術を受ける方の受け持ちになったことです。手術で尿失禁を治療するというのが不思議に思え調べると、当時でも海外では、すでに手術を含め尿失禁治療が積極的に行われていました。日本でも悩んでいる方は多いのではないかと女性尿失禁の実態調査を行い、1986年に本邦初の女性尿失禁外来を開きました。その後、1996年に中部尿道スリング手術のTVT手術が発表され、低侵襲性と安定した長期成績から、その変法であるTOT手術と共にゴールドスタンダードとして定着しました。腹圧性尿失禁は軽症から重症まで裾野の広い疾患で、手術で対処するのがよいのはその一部であり、骨盤底筋訓練（トレーニング）などの理学療法が重要です。1980年代末尾に訪れたロンドンのセント・ジョージ病院には、婦人科理学療法の部屋が独立してありました。昨今日本でもウィメンズヘルスリハビリテーションへの関心が高まり、感慨深いものがあります。

　過活動膀胱の治療薬については80年代後半から抗コリン薬、2011年からβ3作動薬が次々と認可され、薬物の併用、仙骨神経刺激療法なども行われるようになりました。薬物療法に偏りがちですが、『過活動膀胱診療ガイドライン』『女性下部尿路症状診療ガイドライン』でも行動療法の重要性が指摘されています。女性では蓄尿障害が注目されがちですが、排尿（尿排出）障害もあり、尿道カテーテルの早期抜去を目標とする排尿自立指導料の新設に伴って、神経因性膀胱の評価、間欠導尿の実施、看護師・理学療法士・医師など多職種での介入が促されるようになりました。

　骨盤臓器脱は下垂症状に加えて多彩な下部尿路症状を伴い、中高年女性のQOLに大きな影響を及ぼす疾患です。手術療法は腟式子宮摘除術＋腟壁形成術が主でしたが、再発率が高いとの批判がありました。2005年から経腟メッシュ手術（TVM）が低侵襲性、子宮温存といった利点もあり普及しましたが、2011年FDA警告によりメッシュ合併症が懸念され、2014年に保険適用となった腹腔鏡下仙骨腟固定術（LSC）の増加がみられます。本邦ではTVMの合併症は低頻度に抑えられており、合併症報告や講習会を通して安全施行を進める指針が日本女性骨盤底医学会などの4学会から発表されています。理学療法やサポート下着、ペッサリーなどによるケアも、骨盤臓器脱の対処において極めて重要です。

　今回、谷口珠実先生から発行後11年を経て、泌尿器ケア増刊『尿失禁＆女性泌尿器科疾患のケア』を骨盤臓器脱に比重を置いて刷新することをご提案いただきました。女性骨盤底医療において治療とケアは車の両輪であり、看護師、理学療法士の方々にも若手泌尿器科医、産婦人科医の方々にもこのサブスペシャルティに興味を持っていただきたいと願っています。本書が、中高年女性の尿失禁や骨盤臓器脱の悩み解消に活用されますように。

名古屋第一赤十字病院 女性泌尿器科
加藤久美子

ケアの立場から

　長寿の高齢女性が増え喜ばしい反面、加齢に伴う尿失禁や骨盤臓器脱が生じて悩んでいる方が増えていると予測されます。症状に伴う不快感に苛まれても、治療を受ける決意には至らず、長い年月、症状に苦しんだ末、これ以上は我慢できないと感じて、ようやく受診し治療に至っている様子を外来では多々目にしてきました。このような背景には、分娩後に必要な骨盤底のケアが十分周知されておらず、分娩後からの骨盤底機能障害が続いてきたこと、さらに骨盤臓器脱という疾患が周知されておらず、受診窓口が少ないことなどが考えられ、その理由として治療やケアを専門とする医療者が少ないことが推測されます。日本において、骨盤臓器脱は、骨盤底の構造から、これまで泌尿器科で膀胱瘤、婦人科で子宮脱、消化器の直腸肛門科で直腸瘤というように、疾患ごとに分かれて治療が行われており、3科が関与することになるため、専門の医師や看護師が育成されにくい状況にあったと思います。

　今世紀になって医療側では骨盤臓器脱という疾患概念が定着しつつあり、骨盤臓器脱の看護が検討されはじめ、看護師国家試験問題の出題基準にも、尿失禁や骨盤臓器脱の看護が含まれるようになりました。しかしながら、尿失禁に関するテキストは増えていますが、骨盤臓器脱に関するテキストはまだ少ないと言わざるを得ません。

　私が、尿失禁や骨盤臓器脱の患者に対する骨盤底筋訓練やペッサリーの指導に興味をもち、毎年行われる International continence society（国際禁制学会）の学術集会で同時に開催される workshop で、尿失禁や骨盤臓器脱の保存療法や pelvic floor muscle exercise のクラスに積極的に参加するようになり、大学院生時代には英国の Continence Advisor や米国の Women's Health Center に行く機会を得られたこと、そして長年、女性泌尿器科外来での臨床実践を積み重ねてこられたことで、看護職として新たな専門領域を築いてきました。今では大学院に日本初の排泄看護学を開講し、研究と教育と臨床実践の融合を目指しています。

　これらの経緯から、看護師やメディカルスタッフにも活用できるテキストを作成したいと思うようになりました。本書の前身とも言える、加藤久美子先生監修の泌尿器ケア増刊から10年以上が経過したこともあり、治療やケアの進歩をリニューアルして、今回、泌尿器 Care&Cure Uro-Lo 別冊として発行できる機会をいただけたこと、とても嬉しく思っています。

　本書が、尿失禁や骨盤臓器脱にかかわる医療者の皆さまの臨床実践に役立つことを願うとともに、高齢女性が健やかに生活できることを願っています。

山梨大学大学院総合研究部医学域看護学系 健康・生活支援看護学講座
谷口珠実

Contents

Uro-Lo別冊
骨盤臓器脱 & 尿失禁

女性泌尿器科疾患の治療とケア

推薦のことば …………………………………………………………… 3
序文 ……………………………………………………………………… 4
執筆者一覧 ……………………………………………………………… 8

第1章 女性骨盤底の解剖と機能

1 骨盤底の解剖 ………………………………………………………… 10
2 骨盤底の機能 ………………………………………………………… 20

第2章 診断と治療

1 腹圧性尿失禁
  ❶診断 ………………………………………………………………… 30
  ❷手術 ………………………………………………………………… 39
2 過活動膀胱 …………………………………………………………… 47
3 骨盤臓器脱
  ❶診断 ………………………………………………………………… 54
  ❷手術 ………………………………………………………………… 60
4 尿排出障害 …………………………………………………………… 68
5 膀胱炎 ………………………………………………………………… 76
6 間質性膀胱炎 ………………………………………………………… 84
7 泌尿生殖器瘻孔 ……………………………………………………… 92
8 性機能障害 …………………………………………………………… 99
9 泌尿器疾患・その他 ………………………………………………… 107

第3章 ケアの実際

1 下部尿路症状を評価するための排尿日誌と残尿測定の活用 ……… 116
2 ケアと指導の実際
　❶骨盤底筋訓練……………………………………………………………… 126
　Topics ☞ 3Dエコーを用いた肛門挙筋裂孔の評価 …………………… 132
　❷骨盤底筋訓練のバイオフィードバック療法
　　❷-(1) 経腟触診（指診）……………………………………………… 136
　　❷-(2) 腟収縮圧測定…………………………………………………… 142
　　❷-(3) 筋電図測定……………………………………………………… 146
　　❷-(4) 2D経腹エコー………………………………………………… 150
　Topics ☞ MizCureを用いた腟圧測定の実際 …………………………… 155
　❸生活指導・行動療法……………………………………………………… 158
　❹ペッサリー療法…………………………………………………………… 164
　❺骨盤底サポート下着類の着用効果と指導
　　❺-(1) 骨盤底サポーター……………………………………………… 173
　　❺-(2) フェミクッション……………………………………………… 178
Essay ☞ 女性患者と寄り添う（女性外来で注意すべきポイント）………… 182
Essay ☞ 脊椎損傷 ……………………………………………………………… 184
Essay ☞ 排尿障害に対する清潔間欠導尿（CIC）…………………………… 186

Appendix 資料編

女性下部尿路症状：初期診療・専門的診療のアルゴリズム ……………… 190
排尿記録の3様式 ………………………………………………………………… 191
主要下部尿路症状スコア／過活動膀胱症状スコア ………………………… 192
キング健康質問票 ……………………………………………………………… 193
P-QOL質問票 …………………………………………………………………… 195
女性性機能に関わる指標（Japanese version of the FSFI）……………… 196
PISQ-IR（骨盤臓器脱、尿失禁、便失禁を伴う女性の性機能）…………… 199
骨盤底困窮度質問票（J-PFDI-20）…………………………………………… 202
索引 ……………………………………………………………………………… 205

執筆者一覧

執筆者　五十音順

荒木英盛	名鉄病院泌尿器科部長《2-1-①》	
井上倫恵	名古屋大学大学院医学系研究科リハビリテーション療法学専攻理学療法学講座助教《3-2-①》	
大内みふか	北海道医療大学リハビリテーション科学部理学療法学科助教《3-2-Topics》	
大川あさ子	武蔵村山病院泌尿器科科長《2-9》	
加藤久美子	名古屋第一赤十字病院女性泌尿器科部長《2-1-②、2-3-①、3-2-⑤(2)》	
橘田岳也	北海道大学病院泌尿器科講師《3-2-Topics》	
金城真実	杏林大学医学部付属病院泌尿器科学内講師《2-8》	
小林康江	山梨大学大学院総合研究部医学域看護学系成育看護学講座教授《3-2-⑤(1)》	
鈴木省治	名古屋第一赤十字病院女性泌尿器科副部長《2-1-②、2-3-①、3-2-⑤(2)》	
鈴木康之	東京都リハビリテーション病院副院長《3-2-Essay》	
関口由紀	女性医療クリニックLUNAグループ理事長《3-2-Essay》	
関戸哲利	東邦大学医療センター大橋病院泌尿器科教授《2-4》	
高岡智子	山梨大学大学院医工農学総合教育部非常勤講師《3-2-Topics》	
高橋由依	北海道大学大学院医学研究院腎泌尿器外科学教室修士課程《3-2-Topics》	
武田正之	山梨大学大学院総合研究部泌尿器科学・泌尿器科教授《1-2》	
竹山政美	第一東和会病院女性泌尿器科・ウロギネコロジーセンターセンター長《2-3-②》	
田中純子	名古屋大学大学院医学系研究科泌尿器科学《3-2-Essay》	
谷口珠実	山梨大学大学院総合研究部医学域看護学系健康・生活支援看護学講座教授《1-2、3-1、3-2-②(1)、3-2-②(2)、3-2-②(3)、3-2-⑤(1)》	
谷村　悟	富山県立中央病院産婦人科部長《1-1》	
巴ひかる	東京女子医科大学東医療センター泌尿器科骨盤底機能再建診療部教授《2-2》	
成島雅博	名鉄病院副院長・ウロギネセンター長兼任《2-1-①》	
新美文彩	国立国際医療研究センター泌尿器科医長《2-6》	
西村かおる	日本コンチネンス協会会長《3-2-③》	
服部良平	名古屋第一赤十字病院泌尿器科部長《2-1-②、2-3-①、3-2-⑤(2)》	
平林裕樹	名古屋第一赤十字病院泌尿器科医長《2-1-②》	
平山千登勢	杏林大学医学部付属病院皮膚・排泄ケア認定看護師《3-2-④》	
松下千枝	大阪暁明館病院泌尿器科医長《2-5》	
三井貴彦	山梨大学大学院総合研究部泌尿器科学・泌尿器科准教授《1-2》	
吉田美香子	東北大学大学院医学系研究科保健学専攻ウィメンズヘルス・周産期看護学准教授《3-2-②(4)》	
嘉村康邦	昭和大学横浜市北部病院女性骨盤底センターセンター長《2-7》	

第1章

女性骨盤底の解剖と機能

Section 1 骨盤底の解剖

富山県立中央病院 産婦人科 部長　谷村 悟

> **Point**
> 1. 骨盤の骨には隙間があり、骨盤臓器脱などヘルニアの場所となります。
> 2. 骨盤底筋群は骨盤臓器の支持や機能に貢献しています。
> 3. 血管は左右からですが、神経は正中背側から骨盤臓器に連続しています。
> 4. 仙骨子宮靱帯は、神経のネットワークと直腸子宮靱帯という2つの構造と考えられます。
> 5. 臓器間には中隔という疎な結合織があります。

1 はじめに

　男性と異なり女性の骨盤には膀胱・直腸の他に子宮・腟が存在します。これらの臓器は並んで配置されています（図1-a）。図1-b, cからわかるように、背側・尾側は骨に覆われていません。なぜ隙間があるのでしょうか。本稿では骨盤骨と隙間を覆う筋肉、骨盤臓器の血管・神経、臓器間の解剖について解説します。

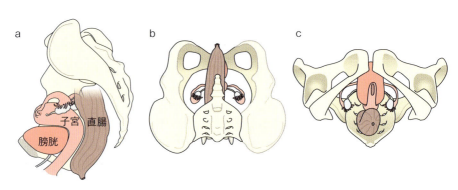

図1　骨盤臓器と骨
a　側面、b　背側、c　尾側

2　骨

　骨は硬いので支持構造としては最も強いと言えます。しかし、すべてが骨で覆われてしまうと下肢へ向かう血管・神経・筋肉の通り道がなくなってしまいます。また、骨盤臓器である膀胱・子宮・直腸の共通した重要な機能は、蓄積と排泄であり、蓄積する時間や排泄するものは異なりますがいずれにしろ出口が必要です。

　骨盤骨とは仙骨・尾骨・寛骨（腸骨、恥骨、坐骨）を指します。女性の骨盤は男性と比べて左右に広く、中央の孔は丸くなっています。

　〖図2〗に骨と骨をつなぐ主な靱帯を記しました。腰椎は骨盤骨ではありませんが、各椎体をつなぐ前縦靱帯は仙骨まで連続しています。この前縦靱帯は腹腔鏡下仙骨腟固定術でメッシュを固定するために使われます。腰椎は頭尾側に隙間があり、クッションとして椎間板が存在しますが、仙骨・尾骨には椎間板がなく年齢とともに癒合し可動性がほぼありません。

　仙骨の左右には最も大きい腸骨、腹側の恥骨、背側の坐骨があり、3つを併せて寛骨と呼びます。寛骨は広くゆったりとした骨という意味で、16歳ごろ以降に3つの骨は完全に融合し1つの寛骨となります。側方には寛骨臼という窪みがあり大腿骨頭がはまるようになっています。

　骨盤骨をつなぐ大きな靱帯として仙結節靱帯があり、坐骨結節と仙骨・尾骨をつなぎます。その腹側にはクロスして坐骨棘と仙骨・尾骨をつなぐ仙棘靱帯があります。この2つの靱帯により骨の間に隙間がつくられます〖図2-b〗。

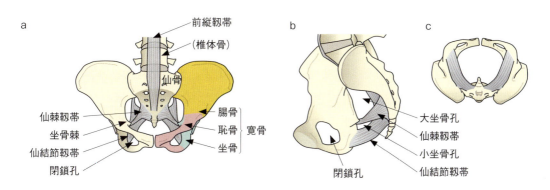

〖図2〗 骨と骨をつなぐ靱帯
a　腹側正面、b　側面、c　尾側面

この隙間は大・小坐骨孔と呼ばれ、血管・神経・筋肉の通り道となります。仙棘靱帯は骨盤臓器脱の修復術で固定に用いられます。しかし、もともとはその腹側にある尾骨筋が退化して靱帯化したものです[1]。本来はしっぽを振るための筋肉（尾骨）だったものが使われなくなり靱帯化したもので、尾骨筋とは分離し難く、仙棘靱帯・尾骨複合体とも呼ばれます。

　仙棘靱帯の付着部である坐骨棘は、腟からの内診時に重要な目印となります。分娩の進行や骨盤臓器脱手術時に使われます。子宮頸部の高さは左右の坐骨棘を結んだ高さにあることが正常とされています。坐骨棘のすぐ内側には血管や神経が通過しています。

　骨盤を正面から見ると左右に閉鎖孔という円形の隙間があります（《図2-a，b》）。大部分は閉鎖膜に覆われていますが、腹外側には閉鎖管という血管・神経の通り道があり、時に小腸がヘルニアとして陥頓することもあります。この閉鎖孔は中部尿道スリング手術でメッシュを通す際などに使われます。

骨のまとめ

　骨盤は骨と靱帯により強い構造を作り骨盤臓器を支えますが、隙間もあります。この隙間は臀部・陰部・下肢へ向かう血管・神経・筋肉を通すためと、膀胱・子宮・直腸の内容物を排泄するために必要です。《図2-c》では骨盤の底に大きな穴が見えます。この穴（隙間）は次の項で説明する筋肉で覆われ、排泄を制御します。

3　筋肉

　骨盤の大きな隙間を埋める筋肉について解説します。

　《図3》では骨盤を右尾側横から見ています。まず尾骨筋（《図3-b》）、次に肛門挙筋（《図3-c》）で埋めました。これでかなり隙間は塞がれましたので支持構造としては十分に見えます。しかし、《図3-c》では生殖裂孔と呼ばれる尿道（膀胱）・腟（子宮）・肛門（直腸）の出口がぽっかり空いています。この生殖裂孔を開け閉めし、排泄をコントロールする構造も必要です。《図3-d》では尿生殖隔膜と浅在する筋群を加えました。さらに骨と骨をつなぐ靱帯により骨盤全体は覆われます（《図3-e》）。梨状筋、内外閉鎖筋は骨盤

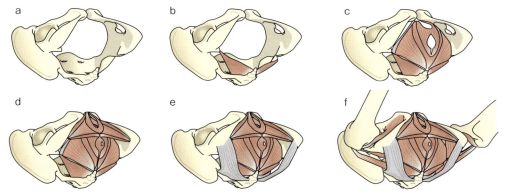

【図3】骨の隙間を埋める筋、靱帯

a 骨盤を右側方斜めから見たところ、b 尾骨筋を追加、c 肛門挙筋を追加、d 尿生殖隔膜と浅在の筋を追加
e 仙結節靱帯、仙棘靱帯を追加、f 内外閉鎖筋、梨状筋、大腿骨を追加

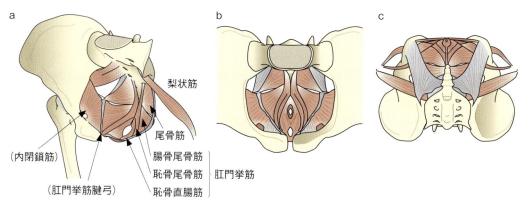

【図4】骨盤底の筋肉

a 左の骨盤骨を外し、左頭側前方から見下ろしたところ、b 頭側から尾側面、c 尾側面

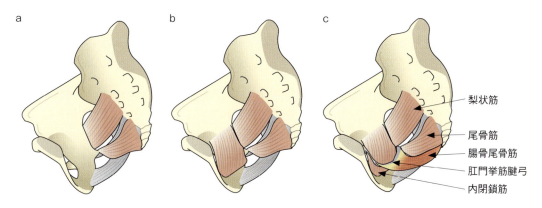

【図5】内閉鎖筋と肛門挙筋の関係

a 骨盤側面、b 内閉鎖筋を追加、c 肛門挙筋を追加。外側は内閉鎖筋に付着している

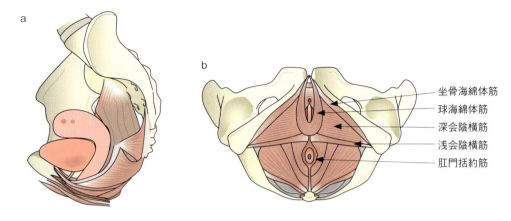

〚図6〛 肛門挙筋と尿生殖隔膜
a 左側面、b 尾側正面

と大腿骨に付着し下肢のコントロールを行う筋肉ですが、隙間をふさぐ役割もします。（〚図3-f〛）。

　骨盤底をふさぐ筋肉（骨盤底筋群）をもう少し詳しく見てみましょう。梨状筋、尾骨筋、肛門挙筋（腸骨尾骨筋・恥骨尾骨筋・恥骨直腸筋）があります（〚図4〛）。梨状筋は骨盤外に出て大腿骨のコントロールをする筋肉、尾骨筋はもともとしっぽを振るための筋肉で、支持には貢献しますが機能という観点では肛門挙筋が最も重要です。3つある肛門挙筋で最も大きい腸骨尾骨筋の外側は特徴的な付着の仕方をしています。〚図5-b〛では閉鎖孔を覆う内閉鎖筋の位置を示しました。〚図5-c〛でわかるように、腸骨尾骨筋の外側は腸骨ではなく内閉鎖筋に付着し、肥厚した付着部分は肛門挙筋腱弓と呼ばれます。なぜ筋肉が異なる筋肉に付着しているかはよくわかっていません。この付着部が分娩などにより傷つき、背側にずれていくことも骨盤臓器脱の原因の1つです。肛門挙筋には他に恥骨尾骨筋・恥骨直腸筋の2つがあり（〚図4〛）、生殖裂孔を囲むように支持しています。この筋肉の断裂も臓器脱の原因となります。

　肛門挙筋で骨盤出口は十分に支持されているようですが、腹尾側ではさらにもう1つ構造があります（〚図6-a〛）。それは排泄の役割をもつ、尿道・腟・肛門を制御する構造です（〚図6-b〛）。尿道括約筋や肛門括約筋などもこれらに含まれます。これらの最終的な排泄機能を制御する筋肉は、胎児期には排泄腔括約筋として元は同じでしたが、成長すると分離してそれぞれの役割を果たすようになりました。

筋肉のまとめ

骨盤骨・靱帯の隙間は筋肉の二重構造で強化、制御されていますが（〘図6-a〙）、分娩などによって筋肉が損傷を受けることにより骨盤臓器脱や排泄の絶妙なバランスの崩壊が起こります。

4 血管・神経

〘図7〙に骨盤臓器へつながる動脈と神経を示します。動脈は大動脈から左右に分岐して内腸骨動脈となり、骨盤の内壁に沿って下降しながら骨盤臓器へ分枝します。通常、他の臓器では神経は血管と共に走行し臓器へ入りますが、骨盤臓器では異なります。神経のネットワークは膜に覆われ、正中かつ背側から骨盤臓器を包むように広がっています。仙骨孔から出た枝も合流するため、神経とその膜は、細かく広く根を張ったように骨盤臓器を頭側に支えているように見えます。一方、動脈は左右側から流入するため、頭尾側に支えるという役割は弱いようです。

〘図8〙では骨盤臓器以外への内腸骨動脈の枝を示します。多くは骨盤の外へ向かい、臀部や陰部などへの血流を担当しています。〘図8-c〙では1本の血管（内陰部動脈）が一度仙棘靱帯の背側から骨盤外へ出て、再度骨盤内に

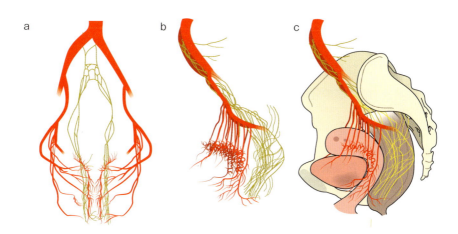

〘図7〙 骨盤臓器の血管と神経
a 正面、b 左側面、c bに臓器と骨を追加。動脈（赤）、神経（黄）

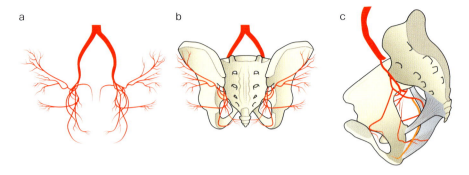

〚図8〛骨盤臓器以外に向かう動脈
a 背側面、b 骨盤骨を追加、c 左側面。動脈（赤）、右内陰部動脈（オレンジ）

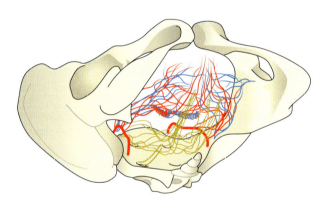

〚図9〛骨盤臓器の血管と神経
右尾側斜め。動脈（赤）、静脈（青）、神経（黄）

戻ってきているように見えます。一般的には奇異な走行のように見えますが、仙棘靱帯はもともと尾骨筋という筋肉だったことを考えると、筋の背側に入っただけと言えます。実際、仙結節靱帯の外に出ることなく、その後も腸骨尾骨筋の背側を走行しています。

血管・神経のまとめ

　骨盤臓器の動静脈と神経の走行を示します（〚図9〛）。左右からの血管走行と乖離し、神経のネットワークは正中背側という独自の経路をとっています。正中にある仙骨孔からの神経と合流するためには合理的なのかもしれません。当初の目的ではなかったかもしれませんが、結果として子宮の姿勢支持に寄与しているという説を次の項で記します。

5 仙骨子宮靱帯

子宮を頭背側に牽引し支持する仙骨子宮靱帯という構造（《図10-a》）があるとされてきました。しかしその構造の中身についてはさまざまな意見があり[2]、仙骨と子宮をつなぐ靱帯は未だに単独で同定されていません。

近年の骨盤解剖の所見から新たな説を紹介します。《図10-b》は神経のネットワークです。仙骨の孔から出た神経が骨盤神経叢、さらに子宮頸部へと連続しています。神経1本1本は弱いですが、そのネットワーク（図には描ききれない細かい神経）と神経を包む結合織の膜構造により強固な構造を形成しています。子宮を腹側に牽引すると、仙骨から子宮へと連続する神経をコアとした突っ張った構造ができ、それを仙骨子宮靱帯と総称していたと推測されます（《図10-a、b》）。

一方、従来は仙骨子宮靱帯と総称されていた構造の腹側部分には、筋線維が多く含まれていることが知られています[3]。この筋を多く含む部分は直腸子宮靱帯で、子宮・腟上部と直腸の側方をつないでいます（《図10-c》）。この直腸子宮靱帯は子宮・腟上部と同じく胎児期のミュラー管という構造に由来しています。子宮の役割が生殖であることから、この直腸子宮靱帯も生殖のための靱帯と考えたほうが自然かもしれません[4]。腟上部に後腟円蓋という精子のためのスペースを作り、子宮を前傾にすることにより精子が子宮に入りやすくしていると考えられます。

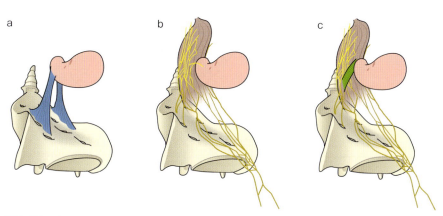

《図10》いわゆる仙骨子宮靱帯と神経、直腸子宮靱帯
a 頭側左斜めから見たいわゆる仙骨子宮靱帯（青）、b 神経（黄）、c 直腸子宮靱帯（緑）

仙骨子宮靱帯のまとめ

　仙骨子宮靱帯は古くから謎の多い靱帯でした。子宮を下垂から予防するための構造という発想ではなく、生殖のための構造と考えることにより新たな解剖がみえてくるかもしれません。

6　中隔と腔

　子宮と腟上部は腹膜に覆われ腹腔内に突出していますが、膀胱・腟下部・直腸の一部は後腹膜腔に存在します（《図11》）。後腹膜腔にある膀胱と腟、直腸の間にはそれぞれ中隔という構造があります。腹腔鏡手術で生体を詳細に観察できるようになり、中隔は疎な組織で、手術時には"くもの巣状"と称される脆弱な構造であることがわかってきました。また腟壁はおおまかに粘膜（《図11緑》）と筋層（《図11茶》）の2層でできています。腟式骨盤臓器脱修復術が主であった時期に、この腟筋層を腟中隔（筋膜）と呼び、腟壁と別の構造として臓器脱の修復に使うと記されてきました[5]。しかし実際の中隔は後腹膜腔にのみ存在し子宮頸部までは連続していませんので、修復術に使われるのは腟筋層と考えられます[6]。

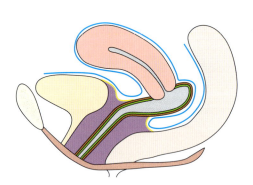

《図11》腹膜と中隔、腟
腹膜（青）、腟上部中隔（黄）、腟中隔（紫）、腟筋層（茶）、腟粘膜（緑）

中隔と腟のまとめ

腟中隔という解剖学的用語はまだ統一されておらずさまざまな意見もありますが、生体を精緻に観察できる時代の到来とともに従来の解剖とは異なる新たな知見が得られつつあります。

7 おわりに

骨盤の骨には隙間があり大切な2つの役割をもっています。1つ目は骨盤外への神経・血管と大腿骨への筋肉の通り道を作ること、2つ目は膀胱・子宮・直腸内容の排泄を制御することです。隙間は筋肉で覆われており、臓器をつなぐ靱帯も存在します。その損傷により排泄は制御を失い、骨盤臓器はヘルニアとして下垂します。これらの解剖の理解は、損傷部位の特定や治療に役立ちます。

〈引用・参考文献〉
1) Hayashi, S. et al. Influence of developing ligaments on the muscles in contact with them : a study of the annular ligament of the radius and the sacrospinous ligament in mid-term human fetuses. Anat Cell Biol. 46 (2), 2013, 149-56.
2) Ramanah, R. et al. Anatomy and histology of apical support : a literature review concerning cardinal and uterosacral ligaments. Int Urogynecol J. 23 (11), 2012, 1483-94.
3) Campbell, RM. The anatomy and histology of the sacrouterine ligaments. Am J Obstet Gynecol. 59 (1), 1950, 1-12.
4) 谷村悟. エキスパートに学ぶ 女性骨盤底疾患のすべて：骨盤底の解剖学 骨盤底手術のための内視鏡解剖学. 臨床婦人科産科. 73 (1), 2019, 14-22.
5) Richardson, AC. The rectovaginal septum revisited : its relationship to rectocele and its importance in rectocele repair. Clin Obstet Gynecol. 36 (4), 1993, 976-83.
6) Kleeman, SD. et al. Rectoceles and the anatomy of the posteriorvaginal wall : revisited. Am J Obstet Gynecol. 193 (6), 2005, 2050-5.

Section 2 骨盤底の機能

山梨大学大学院総合研究部 泌尿器科学・泌尿器科 准教授　三井貴彦
同 教授　武田正之
山梨大学大学院総合研究部医学域看護学系 健康・生活支援看護学講座 教授　谷口珠実

Point

1. 骨盤底筋群は、単独では働かずに腹部筋と連動しながら機能しています。
2. 腹圧上昇時には、骨盤底筋群の張力によって尿道が屈曲して強い閉鎖機構が生じます。
3. 排尿時には、相対的に前方への張力が弛緩することで尿道、膀胱頸部が開放されます。
4. 靱帯などの結合織が緩むことによって、骨盤底筋群は機能的に働くことができなくなります。
5. 骨盤底筋訓練では、結合織の緩みによって生じた骨盤底の機能を是正します。

1 はじめに

　骨盤底は、筋肉、靱帯、筋膜によって構成され、骨盤内臓器である膀胱、生殖器、直腸などを保持する働きをしています。この骨盤底の機能障害によって、尿失禁をはじめとする下部尿路症状や下部尿路機能障害、骨盤臓器脱、性機能障害、排便機能障害が生じます。骨盤底の機能障害が生じる原因として、出産、加齢、肥満、更年期障害などが挙げられますが、高齢者においてその頻度は増していきます。そのため、超高齢社会を迎えている現在において、より質の高い生活を送るにあたり、骨盤底の機能を正常に保つことは重要な要因の一つであると考えます。

　現在、腹圧性尿失禁や骨盤臓器脱などに対する保存的治療の第一選択として骨盤底筋訓練が広く行われていますが、骨盤底の機能については未知な部分も少なくありません。骨盤底の機能と尿失禁や骨盤臓器脱などのさまざまな疾患の病態を考えるうえで、Dr. Petrosの「インテグラル理論」が理解し

やすいと考えます[1]。本稿では、現在得られている知見に基づいて、この「インテグラル理論」を踏まえながら骨盤底の機能について概説します。

2 骨盤底筋群の機能

　骨盤底筋群は、腹腔内臓器を支持し骨盤底の形態を保持するために、安静時を含めて常に活動しています。そのため、主に遅筋線維で構成されています[2,3]。骨盤底筋群の深部（上層）には、〚表〛に挙げるような筋肉群があり、骨盤底にかかわるそれぞれの機能を有しています[4]。なかでも、「インテグラル理論」によると恥骨尾骨筋（pubococcygeus muscle：PCM）、挙筋板（levator plate：LP）などは、前方や後方に臓器を引っ張る作用があります（〚図1〛）。一方、肛門周囲縦走筋（longitudinal muscle of the anus：LMA）は下方へ引っ張る作用をしています。さらに、骨盤底筋群の浅部（下層）は、球海綿体筋、坐骨海綿体筋、浅会陰横筋によって構成され、支持固定する役割を担っています（〚図2〛）。つまり、これらの筋群は、収縮することで尿道、腟、肛門の遠位部を安定化させ、骨盤内臓器を保持する役割を担っています。会陰体は、これらの筋群の固定ポイントのキーとなって骨盤底を保持する役割を担っています。

　この骨盤底筋群は、単独では働かずに腹部筋と連動しながら機能していると考えられており、骨盤底筋群と腹部筋との間には密接なかかわりがあることが示唆されています。Sapsfordらは、骨盤底筋群の収縮は、腹部筋の収

〚表〛 骨盤底筋群を構成する筋肉（深部）（文献4より改変）

筋肉	機能
恥骨直腸筋（puborectalis muscle：PRM）	骨盤底の挙上
恥骨尾骨筋（pubococcygeus muscle：PCM）	直立状態における骨盤底の緊張の維持
腸骨尾骨筋（iliococcygeus muscle）	排尿の随意的なコントロール
尾骨筋（coccygeus muscle）	胎児の頭の保持
梨状筋（piriformis muscle）	外旋、大腿の外転、骨盤の後傾

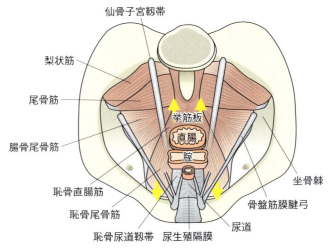

〖図1〗 骨盤底筋群（深部）(文献1より作成)

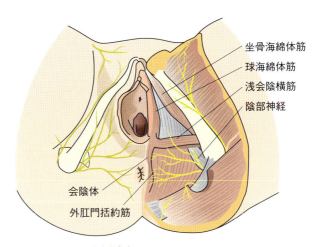

〖図2〗 骨盤底筋群（浅部）(文献1より作成)

縮によって誘発され、腹腔内圧の上昇に続いて骨盤底筋群の収縮が生じると報告しています[5]。Neumannらも同様の報告をしています。骨盤底筋群の収縮と腹部筋の収縮は、腟内の圧上昇を生じることで腹圧時に尿禁制に寄与していると考えられています[6]。このように、健常人では、咳やくしゃみなどで腹圧内圧が上昇した際には、骨盤底筋群、腹部筋はともに収縮し、腹腔の内側に向かう動きが生じることになります（〖図3〗）[7〜9]。これらの機能的な各筋肉の収縮機構によって、腹腔内圧の上昇時の尿失禁や骨盤内臓器の下垂を予防できると考えられています。

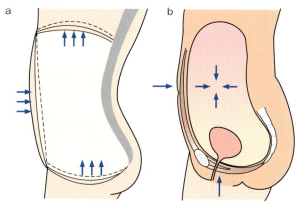

〖図3〗 骨盤底筋群と腹筋の相互作用（正常）（文献7〜9より作成）

3 骨盤底筋群の機能不全

　骨盤底筋群の機能不全は、一般的に妊娠、出産、肥満、加齢などによって生じます。特に、経腟分娩では、骨盤底筋群や靱帯、神経に過剰な伸展・損傷が生じるため、骨盤底の機能不全の原因となります。骨盤底筋群の収縮は、腹横筋や内腹斜筋などの腹部筋を弛緩した状態では誘発されないと言われています[6]。そのため、腹腔内臓器を支持し骨盤底の形態を保持する骨盤底筋群や腹部筋の支持性が低くなるため、外側に押し出されるように変化します。このことによって、尿失禁や骨盤内臓器の下垂が生じることになると考えられています（〖図4〗）[7〜9]。

　尿失禁、腹腔内臓器の下垂の原因となるような骨盤底筋群の機能不全を有する場合、腹部筋を鍛えることで、骨盤底筋群の収縮が誘発される可能性が示唆されています[5]。実際にTajiriらの報告では、腹圧性尿失禁の患者に腹部筋と骨盤底筋群の収縮トレーニングを行ったところ、トレーニングを行わなかった群に比べて腹部筋の厚さが増し、さらに腹圧性尿失禁も改善しました[10]。Hungらも腹部筋、横隔膜と骨盤底筋群をトレーニングすることで、有意に尿禁制が改善したと報告しています[11]。その一方で、腹圧性尿失禁をもつ女性ともたない女性について、骨盤底筋群の収縮の際の腹横筋や内腹斜筋などの腹部筋の収縮の状態を観察したところ、両者で特に有意な差を認めなかったという報告もあります[12]。このことからも、さらなる検証が必要であると考えられます。

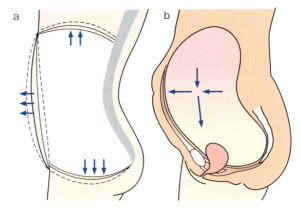

《図4》 骨盤底筋群と腹筋の相互作用（機能不全）(文献7〜9より作成)

4 骨盤底の力学的考察

　筋膜は、臓器を補強してサポートし、靱帯は臓器を懸垂するための筋の固定ポイントとなっています。さらに、筋力で臓器を引っ張り、臓器に形態と強度を与えています。これらの靱帯、筋および筋膜は、形態と機能を骨盤底臓器に与える筋弾性システムを構成しています。

　「インテグラル理論」に基づいた骨盤底筋群の機能を考えてみた場合、排尿時には、PCM、LP、LMAが相互に作用し、尿道の閉鎖と開口に寄与しています。尿道の下3分の2は腟前壁に付着し、腟後面の遠位部は会陰体と直腸前壁に付着しています。一方、尿道、腟、直腸の上部は互いに付着していないため、自由度があります。この付着と自由度によって、腹圧がかかった際には、骨盤底筋群が骨盤臓器を後下方に引っ張って、屈曲・閉鎖するように協調的に働き、さらに骨盤臓器脱の防止機構としても働いていると考えられます。

　安静時には、PCM、LP、LMAの3方向の筋群が、前方では恥骨尿道靱帯（pubis urethra ligament：PUL）に、後方では仙骨子宮靱帯（uterosacral ligaments：USL）に抗うように収縮し、腟を引っ張り上げています。このような腟の弾性と筋肉の収縮によって尿道閉鎖を維持しています（《図5》）。腹圧上昇時には、安静時に比べてPCM、LP、LMAの3方向への張力がより強くなります。このことにより、尿道が屈曲して、より強い閉鎖機構が生じることになります（《図6》）。これらの骨盤底筋群は、尿失禁

を予防するために腹圧の上昇に対応した不随意な収縮が可能です。一方、排尿時には骨盤底筋群の弛緩が重要となります。LP、LMAの収縮を維持する一方で、PCMが十分に弛緩することで尿道、膀胱頸部が開放されることになります（〖図7〗）。

　これらの骨盤底筋群が機能的に働くためには、靱帯などの結合織も重要です。靱帯などの結合織は、骨盤に結合しており、PCM、LP、LMAの3方向の筋力に抗うように働きます。そのため、出産、更年期によるホルモン異常、加齢などにより靱帯が緩むと筋力が不活性化され機能障害が生じることとなります。このことは、Dr. Petrosの著書では、帆のアナロジーとして紹介されています[1]。帆（骨盤底筋群）と保持網（靱帯などの結合織）が、ともに強くないと風力を伝達して船を前進させることができません（〖図8〗）。骨盤底筋群は、靱帯などの結合織が一定の強度を保つことで、はじめて機能的に働くことができます。

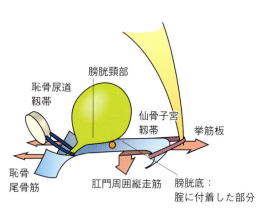

〖図5〗 骨盤底筋群の機能（安静時）（文献1、2より作成）

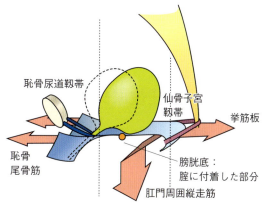

〖図6〗 骨盤底筋群の機能（下部尿路の閉鎖機構）（文献1、2より作成）

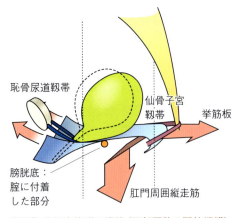

《図7》 骨盤底筋群の機能（下部尿路の開放機構）
（文献1、2より作成）

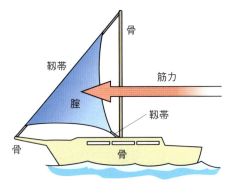

《図8》 帆のアナロジー（文献1、2より作成）

5 骨盤底の機能障害と各種疾患との関係

　下部尿路機能において、骨盤底筋群は重要な役割を担っていますが、靱帯などの結合織が緩むことによって、機能的に働くことができなくなります。代表的な疾患と骨盤底の機能障害との関係について、以下に示します。

腹圧性尿失禁

　PULの緩みによって、腹圧時に前方への力が働かずに尿道、膀胱頸部の閉塞が生じず、排尿時と同様に開放してしまうために腹圧性尿失禁は生じます（《図9A》）。骨盤底筋訓練では、前方への筋力を高めることで、腹圧性尿失禁を改善することができると考えられています。

過活動膀胱

　骨盤底機能と過活動膀胱（overactive bladder：OAB）の関連についての仮説の一つとして、以下のことが考えられています。
　骨盤底の靱帯や腟が緩むことによって力をうまく伝達できないため、尿意を感じる膀胱の伸展受容体は低い圧に対しても活性化されてしまいます。そのため、尿意切迫感を感じると考えられています。骨盤底筋訓練では、骨盤底のハンモック状の支えを強化することで、力をうまく伝達できるようになり、尿意切迫感が改善すると考えられています。

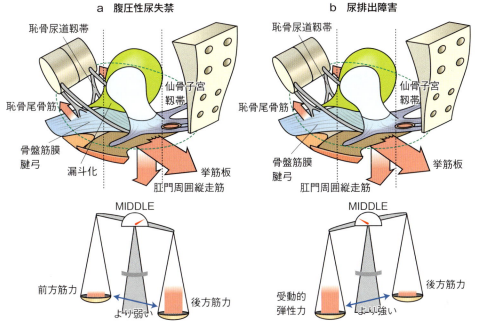

〚図9〛骨盤底の機能からみた腹圧性尿失禁と尿排出障害の発生機序（文献1、2より作成）

尿排出障害

　骨盤底機能と尿排出障害の関連についての仮説の一つとして、USL、恥骨頸部筋膜、骨盤筋膜腱弓（arcus tendineus fasciae pelvis：ATFP）などの骨盤底を構成する結合織の緩みによって、骨盤底筋群の収縮による排尿時の膀胱頸部や尿道の開放（漏斗化）が生じないため、尿排出障害が生じると考えられています（〚図9-b〛）。骨盤底筋訓練で結合織の緩みによって生じた骨盤底の機能を是正することで、尿排出障害も改善すると考えられます。

6 おわりに

　超高齢社会を健やかに過ごすためにも、骨盤底の機能を知り、医療者が介入していく必要があります。未知なる部分も少なくありませんが、骨盤底の機能を踏まえたうえで診療を行っていくことが重要であると考えます。本稿が、その一助となれば幸いです。

〈引用・参考文献〉
1) Petros, PP. インテグラル理論から考える女性骨盤底疾患. 井上裕美ほか訳. 東京 , 丸善出版 , 2006, 260p.
2) Petros. PP. The Anatomy and Dynamics of Pelvic Floor Function and Dysfunction. In: The Female Pelvic Floor. Springer. 2004.
3) Gilpin, SA. et al. The pathogenesis of genitourinary prolapse and stress incontinence of urine. A histological and histochemical study. Br J Obstet Gynaecol, 96, 1989, 15-23.
4) Gosling, JA. et al. A comparative study of the human external sphincter and periurethral levator ani muscles. Br J Urol. 53, 1981, 35-41.
5) Eickmeyer, SM. Anatomy and Physiology of the Pelvic Floor. Phys Med Rehabil Clin N Am, 28（3）, 2017, 455-60.
6) Sapsford, RR. et al. Contraction of the pelvic floor muscles during abdominal maneuvers. Archives of physical medicine and rehabilitation. 82, 2001, 1081-8.
7) Neumann, P. et al. Pelvic floor and abdominal muscle interaction：EMG activity and intra-abdominal pressure. Int Urogynecol J Pelvic Floor Dysfunct. 13, 2002, 125-32.
8) Sapsford, R. Rehabilitation of pelvic floor muscles utilizing trunk stabilization. Man ther. 9. 2004, 3-12.
9) Carriere, B. The pelvic floor. Georg thieme verlag. New York, 2006, 476p.
10) 田舎中真由美. 骨盤底筋群機能障害に対する評価とアプローチ. 理学療法学. 35, 2008, 212-5.
11) Tajiri, K. et al. Effects of Co-contraction of Both Transverse Abdominal Muscle and Pelvic Floor Muscle Exercises for Stress Urinary Incontinence：A Randomized Controlled Trial. J Phys Ther Sci. 26, 2014, 1161-3.
12) Hung, HC. et al. An alternative intervention for urinary incontinence：retraining diaphragmatic, deep abdominal and pelvic floor muscle coordinated function. Man Ther. 15, 2010, 273-9.
13) Arab, AM. et al. The response of the abdominal muscles to pelvic floor muscle contraction in women with and without stress urinary incontinence using ultrasound imaging. Neurourology and urodynamics. 30, 2011,117-20.

Chapter 2

第 **2** 章

診断と治療

腹圧性尿失禁
①診断

名鉄病院 副院長・ウロギネセンター長兼任 **成島雅博**
名鉄病院 泌尿器科 部長 **荒木英盛**

Point

1. 腹圧性尿失禁の病態では、尿道過可動と尿道括約筋不全がさまざまな比率で共存します。
2. 腹圧性尿失禁の診断では、自覚症状の問診が最も重要です。
3. 検査では、ストレステストが重要です。
4. 尿道過可動と尿道括約筋不全の診断は、中部尿道スリング手術の予後予測因子になるため重要です。

1 はじめに

　尿失禁は、下部尿路症状（lower urinary tract symptom：LUTS）の蓄尿障害の一症状で、国際尿禁制学会（ICS）用語基準では『尿が不随意に漏れるという愁訴』と定義され、表1のように分類されています[1]。従来から使用されている臨床分類も鑑別診断に有用なので併記しました（表1）。

　尿失禁の頻度は25～45％程度で、腹圧性尿失禁49％、切迫性尿失禁21％、混合性尿失禁29％です[2]。腹圧性尿失禁の病因は骨盤底脆弱化ですが、リスク因子は、加齢、妊娠、経腟分娩、肥満、子宮摘出術、便秘、遺伝などです。腹圧性尿失禁の病態は、尿道支持組織の障害による尿道過可動（urethral hypermobility：UH）と尿道粘膜・粘膜下組織の萎縮によるシーリング機能低下や尿道括約筋収縮力低下などによる尿道括約筋不全（intrinsic sphincter deficiency：ISD）が、さまざまな比率で共存[3]して発症する、生活の質（QOL）を低下させる疾患です。

〖表1〗 尿失禁の分類

国際尿禁制学会の尿失禁分類	
腹圧性尿失禁 stress urinary incontinence	労作時または運動時、もしくはくしゃみまたは咳の際に、不随意に尿が漏れるという愁訴。
切迫性尿失禁 urge urinary incontinence	尿意切迫感と同時または尿意切迫感の直後に、不随意に尿が漏れるという愁訴。
混合性尿失禁 mixed urinary incontinence	尿意切迫感だけでなく、運動・労作・くしゃみ・咳に関連して、不随意に尿が漏れるという愁訴。
夜間遺尿 nocturnal enuresis	睡眠中に尿が出るという愁訴。
持続性尿失禁 continuous urinary incontinence	持続的に尿が漏れるという愁訴。
その他の尿失禁 other type of urinary incontinence	特有の状況で起こるもの、例えば性交中の尿失禁や、笑ったときに起こる尿失禁（哄笑性尿失禁）。

従来から使用されている臨床的に有用な尿失禁分類	
溢流性尿失禁 overflow incontinence	排尿障害によって膀胱容量と同じ量の残尿があり、膀胱容量を超えた尿が持続的に漏れる尿失禁のこと。脳血管障害急性期や脊椎管狭窄症、子宮がん手術などによる神経因性膀胱、前立腺肥大症などの下部尿路閉塞による末期などにみられる。
機能性尿失禁 functional urinary incontinence	四肢の運動機能や視力障害、認知症により、トイレまでの移動がスムーズに行えないために起こる尿失禁で、高齢者に多い。
哄笑性尿失禁 giggle urinary incontinence	笑い転げたときに不随意に尿が漏れる尿失禁で、幼児から思春期に多い。

2 症状

　咳・くしゃみ、走る、階段の昇降、重い物を持ち上げるなど、腹圧上昇時に尿意がないのに尿が漏れ、坐位や臥位など安静時には尿が漏れないことが特徴です。軽症では、マラソン、ゴルフ、テニス、バレーボール、卓球などのスポーツをするときにのみ尿漏れを訴えることもあります。

3 問診

診断にあたって最も重要です。症状、発症時期・経過、重症度とQOL阻害程度、合併症・既往歴、内服薬などを問診します。

症状では、典型的な自覚症状の確認と、他のタイプの尿失禁との鑑別を行います。

発症時期・経過では、「出産後から」「〜年ぐらい前から」など漠然としか時期を特定できないのが通常ですが、「〜月〜日」から起こった、急にひどくなったなど明確に特定できる場合は、下部尿路感染、尿路腟瘻、下部尿路疾患なども考慮する必要があります。

重症度とQOL阻害程度では、尿漏れ用パッドの1日使用枚数や生活への影響を具体的に問診します。ICIQ-SF（表2）、主要下部尿路症状スコア（core lower urinary tract symptom score：CLSS）（資料編p192参照）、KHQ（資料編p193参照）などの問診票を利用するのも有用です。

合併症・既往歴では、脳血管障害や脳疾患、脊椎管狭窄症や脊髄疾患、糖尿病、婦人科手術、直腸がん手術、認知症、四肢運動機能・視力障害などを確認します。

内服薬については、自律神経作動薬、抗コリン作用を有する薬剤（過活動膀胱〈overactive bladder：OAB〉治療薬、鎮痙剤、パーキンソン病治療薬など）、向精神薬、抗うつ薬、利尿薬、気管支拡張薬、血管拡張薬、鎮静薬、抗ヒスタミン薬など排尿に影響のある内服歴を確認します。

4 診察

砕石位で台上診を行います。重症度を反映する外陰部皮膚炎や治療選択に影響する骨盤臓器脱の視・内診を行うことが大切です。脳脊髄疾患や糖尿病合併症例における会陰部知覚、肛門括約筋収縮力、陰核海綿体反射などの評価は、神経因性膀胱の診断の補助となります。

さらにストレステスト、Qチップテスト、経会陰超音波検査を行って、尿漏出の確認とUHの評価を行います。

【表2】 国際失禁会議尿失禁質問票短縮版（international consultation on incontinence questionnaire-short form：ICIQ-SF）

1. どれくらいの頻度で尿が漏れますか？（1つの□をチェック）	
□ なし	[0]
□ おおよそ1週間に1回あるいはそれ以下	[1]
□ 1週間に2〜3回	[2]
□ おおよそ1日に1回	[3]
□ 1日に数回	[4]
□ 常に	[5]

2. あなたはどれくらいの量の尿漏れがあると思いますか？ （あてものを使う使わないにかかわらず、通常はどれくらいの尿漏れがありますか？）	
□ なし	[0]
□ 少量	[2]
□ 中等量	[4]
□ 多量	[6]

3. 全体と尿漏れのために、あなたの毎日の生活はどれくらいそこなわれていますか？

0　1　2　3　4　5　6　7　8　9　10
まったくない　　　　　　　　　　　　　　　　　　　非常に

4. どんなときに尿が漏れますか？（あなたに当てはまるものすべてをチェックしてください）
- □ なし：尿漏れはない
- □ トイレにたどりつく前に漏れる
- □ 咳やくしゃみをしたときに漏れる
- □ 眠っている間に漏れる
- □ 体を動かしているときや運動しているときに漏れる
- □ 排尿を終えて服を着たときに漏れる
- □ 理由がわからずに漏れる
- □ 常に漏れている

（後藤百万ほか．尿失禁の症状・QOL問診票：スコア化ICIQ-SF．日本神経因性膀胱学会誌．12, 2001, 227-31. より引用）
2001年第2回 International Consultation on Incontinence にて作成、推奨された尿失禁の症状・QOL質問票。尿失禁における自覚症状・QOL評価質問票として、質問1〜3までの点数を合計して、0〜21点で評価する。点数が高いほど重症となる。

5 検査

腹圧性尿失禁を評価する検査

ストレステスト

　膀胱内に尿が充満した状態で咳や努責を行わせ、外尿道口からの尿漏出を観察します。実際に行うときは、膀胱内に尿が充満しているとは限らないの

で、導尿後300mLの生理食塩水を膀胱内に注入します。300mL以内で初期尿意があれば、そこまでの注入量で行います。大きな咳を繰り返し行わせて観察した後、努責状態で大きな咳を繰り返し行わせて観察します。下腹部に診察者の指掌を軽く添え、「ここの下腹部を膨らますようにしてください」「便秘のときにいきむように踏ん張ってください」などと指示するのが、努責を行わせるコツです。咳・努責に協調して尿漏出が観察されれば陽性ですが、陰性のときは立位で行うのも有用です。咳・努責終了後も尿漏出が止まらないときや咳・努責終了後に尿漏出があるときは、切迫性尿失禁が疑われます。

鎖膀胱尿道造影

腹圧性尿失禁のタイプを分類する検査ですが、膀胱瘤、肉柱形成、瘻孔などの情報も得られます。膀胱内に造影剤を200mL注入後、尿道に専用の鎖を挿入し、立位側面（安静時と努責時）で撮影します。Green分類（〖図1〗）[4]とBlaivas分類（〖表3〗）[5]があります。Green分類は、重症度（typeⅠ＜typeⅡ）を示し、Blaivas分類のtypeⅡはUHを、typeⅢはISDを示します。

尿道過可動（UH）を評価する検査

Qチップテスト

砕石位で、滅菌した綿棒にゼリーを付け外尿道口から膀胱頸部へ挿入します。安静時から努責時に、綿棒が30°以上移動すれば陽性でUHありと判定されます。簡便な検査法ですが、検査後しばしば一過性の排尿時違和感や排尿痛があり、侵襲のある検査です。

経会陰超音波検査

視覚的に評価できる無侵襲の検査です。中部尿道スリング手術後のテープ位置確認にも利用できます。コンベックスプローブを使用して、外陰部正中から矢状断で観察します。超音波装置は通常腹部を観察するのに適した中等度の感度に設定されており、そのままでは尿道は不明瞭に描出されます。そのため、感度を上げて使用する必要があります。安静時から咳・努責時まで動的に観察すると、UHが視認できます（〖図2〗）。

尿失禁重症度を評価する検査

パッドテスト

尿失禁重症度を評価する検査です。24時間パッドテストと1時間パッド

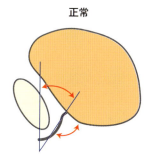
正常
後部尿道膀胱角が 90〜100°
上部尿道傾斜角が 10〜30°

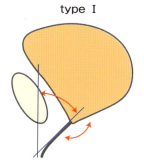
type Ⅰ
後部尿道膀胱角が 100°以上
上部尿道傾斜角が 10〜45°

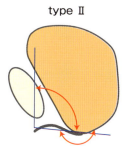
type Ⅱ
後部尿道膀胱角が 100°以上
上部尿道傾斜角が 45°以上

《図1》 Green 分類（文献 4 より著者作成）

《表3》 Blaivas 分類（文献 5 より著者作成）

type 0	安静時	膀胱底は恥骨下縁より上方にある
	努責時	膀胱底と尿道は下垂し膀胱頸部は開大するが、尿失禁を認めない
type Ⅰ	安静時	膀胱底は恥骨下縁より上方にある
	努責時	膀胱底が約1cm下垂し、膀胱頸部・尿道は開大して尿失禁を認める
type Ⅱa	安静時	膀胱底は恥骨下縁より上方にある
	努責時	膀胱底と尿道が恥骨下方まで回転性に2cm以上下垂し、膀胱頸部・尿道は広く開大し、尿失禁を認める
type Ⅱb	安静時	膀胱底は恥骨下縁より下方にある
	努責時	膀胱がさらに下垂する場合もしない場合もあるが、膀胱頸部・尿道は開大し、尿失禁を認める
type Ⅲ	安静時	膀胱底は恥骨上縁の直下にあり、膀胱の収縮がない状態で膀胱頸部・近位尿道が開大している
	努責時	軽度の膀胱内圧上昇で、明らかな尿失禁を認める

安静時：実線　努責時：点線

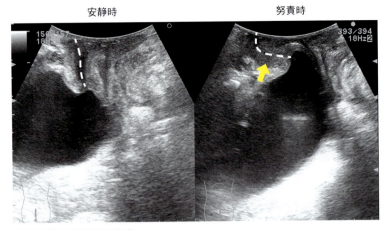

《図2》 経会陰超音波検査
上が尾側で左が腹側。努責時に尿道（点線）が尾側へ下垂する。

《表4》 1時間パッドテスト

1時間パッドテスト	年　　月　　日
→0分　開始　午前・午後　時　分 　　　　パッド装着　500mLの水を15分以内で飲み終える 　　　　イスまたはベッド上で安静	
→15分　歩行を30分間続ける	
→45分　階段の昇り降り　1階分 　　　　イスに座る、立ち上がる 　　　　強く咳込む 　　　　1ヵ所を走り回る 　　　　床上の物を腰をかがめて拾う動作をする 　　　　流水で手を洗う	1回 10回 10回 1分間 5回 1分間
→60分　終了 　　　　　　開始前のパッドの重量　　A＝ 　　　　　　終了後のパッドの重量　　B＝ 　　　　　　　　失禁量　　B－A＝	g g g
判定　　2g以下　　尿禁制あり 　　　　2〜5g　　軽度 　　　　5〜10g　　中等度 　　　　10〜50g　　高度 　　　　50g以上　　きわめて高度	

（泌尿器科領域の治療標準化に関する研究班．"女性尿失禁診療ガイドライン"．EBMに基づく尿失禁診療ガイドライン．東京，じほう，2004，59．より引用）

テスト（表4）がありますが、1時間パッドテストのほうが一般的です。尿失禁を誘発する5つの負荷を行い、前後のパッド重量の差で失禁量を算出します。流水で手を洗うという切迫性尿失禁を誘発する項目が含まれているため、この点を考慮して判定する必要があります。また、検査中の膀胱内蓄尿量が少ないと過小評価となるため、終了時には尿流測定と残尿測定を行い、蓄尿量を評価することが大切です。また、飲水ができない場合は、200～300mLの生理食塩水を膀胱内に注入して行います。

排尿状態を評価する検査

尿流測定（uroflowmetry：UFM）[6]

排尿状態を評価する検査です。尿意を感じたときに排尿を行わせ、尿流量率（mL／秒）を経時的に測定しグラフ化する検査で、最大尿流量率（Qmax）、平均尿流量率（Qave）、排尿量（voided volume：VV）のパラメーターが得られます。健常女性はベル型の波形ですが、Qmax 15mL／秒未満や断続的尿流であれば排尿障害の合併が疑われます。

過活動膀胱（OAB）や神経因性膀胱の合併を診断する検査

膀胱内圧検査（cystometry）[6]

尿道カテーテルから生理食塩水を一定の速度で膀胱内に注入し、経時的に膀胱内圧を測定します。腹圧下尿漏出圧（abdominal leak point pressure：ALPP）の測定を同時に行うことができます。

尿道括約筋不全（ISD）を評価する検査

腹圧下尿漏出圧（ALPP）[6]

膀胱内に生理食塩水を200～300mL注入後、腹圧をかけて尿漏出が生じる最も低い膀胱内圧を測定します。60cmH₂O以下はISD、90cmH₂O以上はUHが疑われ、60～90cmH₂Oが境界域です。

最大尿道閉鎖圧（maximum urethral closure pressure：MUCP）[6]

尿道にカテーテルを挿入して一定の速度で引き抜き、全尿道の内圧を測定してグラフ化する尿道内圧検査（urethral pressure profile：UPP）から得られるパラメーターです。40cmH₂O以下はISDが疑われ、30cmH₂O以下は

疑いがより強くなります。

下部尿路疾患の鑑別診断に有用な検査

膀胱鏡検査

瘻孔や間質性膀胱炎（ハンナ病変、点状出血）、膀胱腫瘍など下部尿路疾患の鑑別診断に有用で、膀胱容量やコンプライアンス低下も評価できます。

6 診断

腹圧性尿失禁の診断で最も重要なのが問診です。スポーツのときだけ漏れる症例では、ストレステストやパッドテストが陰性のことも珍しくないからです。ストレステストも、尿漏出を確認することで診断を確定できるので重要です。重症度の評価は、治療選択において必要で、QOLの阻害程度や患者の希望を考慮して治療を選択します。また、中部尿道スリング手術の成績は、ISD症例がUH症例に比較して不良である[7〜9]ため、これらを診断することも重要です。

〈引用・参考文献〉

1) 本間之夫ほか. 下部尿路機能に関する用語基準：国際尿禁制学会標準化部会報告. 日本排尿機能学会誌. 14, 2003, 278-89.
2) Hunskaar, S. et al. Epidemiology of urinary (UI) and faecal (FI) incontinence and pelvic organ prolapse (POP). Abrams, P. et al, eds. Incontinence. Plymouth, Health Publications, 2005, 255-312.
3) 日本排尿機能学会女性下部尿路症状診療ガイドライン作成委員会編. "病態と疾患". 女性下部尿路症状診療ガイドライン. 東京, リッチヒルメディカル, 2013, 35-52.
4) Green, TH. Jr et al. Development of a plan for the diagnosis and treatment of urinary stress incontinence. Am J Obset Gyneco. l. 83, 1962, 632-48.
5) Blaivas, JG, et al. Stress incontinence：Classification and surgical approach. J Urol. 139, 1988, 727-31.
6) 日本泌尿器科学会ほか. "尿流動態検査の実際". 実践研修排尿機能検査. 東京, リッチヒルメディカル, 2007, 48-77.
7) Millir, JJ. et al. Is transobturator tape as effective as tension-free vaginal tape in patients with borderline maximum urethral closure pressure? Am J Obstet Gynecol.195, 2006, 1799-804.
8) O'Connor, RC. et al. Early outcomes of mid-urethral sling for female stress urinary incontinence stratified by valsalva leak point pressure. Neuourol Urodyn. 25, 2006, 685-8.
9) 巴ひかるほか. Monaec™を使用したTOT（Transobturator tape）手術に関する前向き多施設共同研究. 日本排尿機能学会誌. 19, 2008, 228.

腹圧性尿失禁
②手術

名古屋第一赤十字病院 女性泌尿器科 部長　**加藤久美子**
同 副部長　**鈴木省治**
名古屋第一赤十字病院 泌尿器科 医長　**平林裕樹**
同 部長　**服部良平**

Point

1. 手術成功の鍵は治療選択、インフォームド・コンセント、手術手技です。
2. 共感をもって腹圧性尿失禁の症状を理解し、適切な治療選択を促します。
3. インフォームド・コンセントでは、目的は腹圧性尿失禁の改善で、排尿困難やメッシュ合併症のリスクがあることを説明します。
4. 中部尿道スリング手術の手術手技では、テープ位置調節など細部に配慮します。
5. 術後排尿困難などの合併症をアセスメントし、不安を軽減するよう対応します。

1 はじめに

　女性では尿失禁の保有率が比較的若い年代から増加し、40歳以上の尿失禁保有率は44%で、男性18%の倍以上です[1]。これは女性骨盤底の構造的弱点、分娩などに伴う骨盤底の緩みが、女性に特異性の高い腹圧性尿失禁を引き起こすためです。

　風邪で咳き込んだときに漏れるだけとかであれば、必ずしも治療対象にはなりません。重症度や生活支障度をよく確認し、適切な治療選択を促します。薬物療法で現在認められているのはスピロペント®（クレンブテロール塩酸塩）のみで、補足的な位置づけとなります。本稿は手術療法のなかでもゴールドスタンダードとされる、中部尿道スリング手術に絞って述べます。

2 中部尿道スリング手術とは

現在日本で行われている尿失禁手術の大半が、中部尿道スリング手術です。1996年に論文発表され[2]、低侵襲性と安定した長期成績を兼備することから普及しました。中部尿道をポリプロピレンメッシュのテープで軽く支え、腹圧負荷時に尿道が開いて尿が漏れるのをブロックします。TVT手術（恥骨後式、《図1》）とTOT手術（経閉鎖孔式、《図2》）の2つのアプローチがあります。それぞれにテープと穿刺ニードルがセットになったデバイスが入手可能です（《図3》）。

TVT手術はおなか（恥骨のすぐ上）に5mmの小切開を2つ、腟に1.5cmの切開を1つ置き、腟側からおなかの切開部に向けてニードルを刺し、U字型にテープを通します。一方、TOT手術は足の付け根の閉鎖孔からテープ

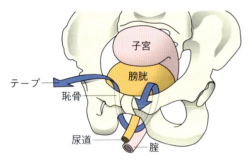

《図1》 **TVT手術 (tension-free vaginal tape)**
恥骨後式にテープを通す。

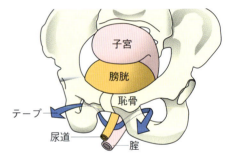

《図2》 **TOT手術 (transobturator tape)**
経閉鎖孔式にテープを通す。

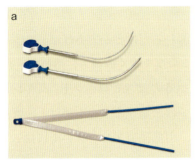
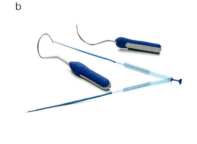

《図3》 **手術デバイス**
a　TVT手術に使うAdvantage™（上）とAdvantage Fit™（下）。Advantage Fit™の穿刺ニードルのほうが細い。b　TOT手術に使うObtryx™ II。
画像提供：ボストン・サイエンティフィック ジャパン

表1 中部尿道スリング手術：TVT手術（恥骨後式）とTOT手術（経閉鎖孔式）の比較
（文献4より作成）

	TVT手術	TOT手術
主観的成功率（1〜5年）	71〜97%	62〜98%
主観的成功率（5年以上）	51〜88%	43〜92%
膀胱穿孔	4.5%	0.6%
大腿部痛	1.3%	6.4%
術後排尿困難		有意に少ない
出血量		有意に少ない
尿失禁に対する再手術	有意に少ない	

を通す方法で、TVT手術で約5%に起こる膀胱誤穿刺や、稀ではありますが重篤な腸管・大血管損傷を回避できます。

　TVT手術、TOT手術の客観的成功率はともに80〜90%で差はなく、満足率も高いとされています（表1）[3, 4]。TVT手術は尿道括約筋不全症例で成績が優れるものの、術後の排尿困難はやや多い傾向にあり、「効果のTVT、安全のTOT」という印象をもっています。術者によって、①尿道括約筋不全であればTVT手術、②重症例・若年者・スポーツをする人にはTVT手術、③術前尿流測定が不良であればTOT手術、④基本的にTVT手術、などさまざまな方針があります。

治療選択の考え方

　手術を受けたある患者が、長年の悩みから開放されたことを友人に打ち明けたところ、「私も、私も」と言われたとのことでした。腹圧性尿失禁は、経産婦なら多かれ少なかれ経験する症状です。未産婦でも、中学生が「なわとびで漏れる」と訴えるケースもあり、スポーツ選手の尿失禁保有率に関する論文も多くあります。治療選択はどうしたらよいのでしょうか。

軽度の腹圧性尿失禁は、「女性では当たり前」と話して安心してもらい、骨盤底筋訓練を知る機会にするだけで十分なこともあります。一方、スポーツ・旅行・仕事・日常生活に支障がある、週に何回もある、パッドを常時使用する、などになると治療の必要性が高くなります。治療はファーストラインに骨盤底筋訓練、重度で手術を検討しますが、中部尿道スリング手術の出現で手術のハードルはかなり低くなりました。ただ、ここで重要なのは「尿失禁治療はQOL（生活の質）向上のための医学」ということです。同じ重症度でも、読書好きの80代女性であれば外出時にパッドを使うだけで何ら困りませんが、テニスやジョギングを趣味とする50代女性であれば手術を望むかもしれません。そこで、①生活支障度・ライフスタイル・価値観を探り、患者にリスクとベネフィットを見比べてもらい、意見を擦り合わせて治療選択を考える、②ストレステスト、尿流動態検査で咳・いきみの腹圧負荷に伴う尿失禁を再現し診断を裏付ける、という2つの点から治療法を考えることが大切です。腹圧性尿失禁の手術成功のためには、治療選択（患者選択）、インフォームド・コンセント、手術手技の3つが重要です。

インフォームド・コンセントのポイント：現実的期待

　QOL向上のための手術は悪性腫瘍以上に気を遣う面があり、手術成績や合併症を患者にしっかり理解してもらう必要があります。重要なのは「現実的期待」です。中部尿道スリング手術の目的は腹圧性尿失禁の改善で、尿失禁がゼロになるわけではありません。患者には、腹圧性尿失禁についても「治癒8割、改善1割」と伝えています。混合性尿失禁（腹圧性＋切迫性）では、腹圧性尿失禁の比重が高く、腹圧性尿失禁さえ改善すれば本人が納得できる場合に限って中部尿道スリング手術を行っています。切迫性尿失禁の改善はあくまでおまけです。

　「漏れにくくすると出にくくなることがある」と排尿困難が起こる可能性を説明し、メッシュ手術による合併症のリスクも伝えます。何かあってもきちんと対応すると話し、不安を取り除くことも忘れてはいけません。

腹圧性尿失禁のクリニカルパスは外来から始まる

　中部尿道スリング手術は定型的で、パスの有用性が高い手術です。患者の理解を深め、チーム医療を円滑にし、医療の質と効率化を両立させるようなパスの活用を目指します。欧米では日帰り手術が多いですが、日本で取り入れやすい3日間入院のパスを 図4 に示しました。

入院診療計画書

患者氏名：　　　　　　　　様
病名：腹圧性尿失禁
パス名：尿失禁手術 TVT・TOT

年　　月　　日

注1) この経過表は、入院から退院までの標準的な経過を示したものです。医師・看護師から十分な説明をお聞きください。
注2) 病名については入院時に考えられるものであり、現時点で考えられるものであり、今後検査を進めていくに従って変わっていくものであります。
注3) 入院期間につきましては、現時点で予想されるものであります。

		外来	手術前日入院	手術当日	術後1日目
	目標です		入院診療計画書・手術の説明が理解できる	安楽に過ごすことができる 安静を守ることができる	退院後の生活が理解できる
治療	検査	レントゲン、血液検査、心電図、尿検査などをします		手術室で点滴をします	血液検査をします
	薬物	薬剤師が薬を鑑別し、血液を止まりにくくする薬など手術前後に中止する必要がある薬をお知らせします	薬剤師が再度薬剤の確認をします 眠れないときは眠剤の処方もします		点滴は午前中に終わります
	処置		特に毛剃りの必要はありませんが、手術時に一部カットする場合があります	手術前に血栓症を防ぐ弾性ストッキングを履きます	朝、尿の管と腟内のガーゼをとります
看護	指導	手術用に前開きの寝衣1枚 T字帯1枚 バスタオル・タオル 各1枚 ポケットティッシュ1つ ナプキンまたはパッドショーツ ゆったりしたジャージなど入院生活に必要な物をご準備ください	医師が治療について説明します 看護師は病棟内と手術の進備について説明、手術時間と手術後に必要な物品の確認をします 麻酔医より麻酔についての説明があります	傷の痛みや尿の管が不快などあったら鎮痛剤を使うので申し出てください	退院後の生活で注意していただくことについてお話しします シャワーは手術翌日から可能です シャワーは下腹から陰部にかけないでください シャワーは術後7日目より可能です 入浴は術後7日目より、おしりの洗浄温度は温水洗浄便座は通常14時頃の退院です
	観察			入院当日の検温は14時、19時に行います 翌日から14時までは、発熱がなければ6時、10時、14時、16時、21時 翌朝6時に確認に行います	残尿感や排尿時の痛みの有無、尿の出方などをお尋ねします 検温は6時、10時、14時に行います 通常14時頃の退院です
	食事		制限がなければ普通食 食物は0時まで、飲水は手術3時間前までできます（掲示します）	禁食です 腸が動くのを確認後、飲水はできます	朝から普通食が入ります
	活動		病棟内自由です	ベッド上で安静にしましょう 横を向くことはかまいません	回診後病院内自由です
	清潔	手術前は爪を切り、マニキュアも落としてください	シャワーをします	夜、洗面に同じ	体を拭く、手術翌日からシャワー可能です
	排泄		トイレをお使いください	手術室で、尿の管が入ります	尿の管を抜いて最初の排尿は尿量を測っていただきます

主治医
以上につき、説明を受けました。
患者署名　　　　　　　　　　　　　　　　　　　　　　　　　　　担当看護師
家族署名
（患者との続柄　　　　　　）

*この用紙は入院時必ず持参してください

[図4] 腹圧性尿失禁手術のクリニカルパス

入院決定日に外来看護師が入院時の必要物品を含めたパスを用いて説明し、薬剤師から薬剤鑑別、抗血栓薬などの休薬指示を出します。患者はパスを熟読し不明点を尋ねることで、能動的に治療に関わることができます。病棟看護師による入院オリエンテーションや退院説明の際も、パスを参照してもらいます。

術前術後と不安に配慮する

入院オリエンテーションで、患者の不安に配慮しながらパスの理解度を確認します。術前の除毛、下剤、浣腸は行っていません（TVT手術は、症例により手術室で腹壁創の部位のみクリッパー処置を行います）。不眠時や疼痛時は薬を使うことを話し、不安を取り除きます。

手術手技はテープ位置の調整に注意

中部尿道スリング手術は小手術ですが、場合によっては尿閉や他臓器損傷を引き起こします。術式の詳細は成書を参照してください[5, 6]。ここではいくつかのポイントを述べます。

前腟壁切開は遠位寄りに

尿失禁を防止するためには、テープが中部尿道にかかり膀胱頸部側にずれないことが大切です。このため、前腟壁の切開は外尿道口の1cm奥から1.5cmの遠位寄りとし、示指が入るだけのポケット状剥離にします。TVT手術の恥骨直上の切開は、中央からそれぞれ3cm離します。TOT手術の切開は、左右の閉鎖孔の上部内側、陰核レベルの上にします[5, 6]。

膀胱誤穿刺の回避：TVTの穿刺は恥骨の裏を滑らせる

ニードルの柄を把持し、左手示指を針先に添えて恥骨の下に当てます。水平方向に示指で少しずつ進め、尿生殖隔膜の抵抗を抜けたら大きく向きを上に変えます。「恥骨後面の骨膜を滑らせる感覚」でゆっくり進め、腹直筋筋膜の抵抗を抜けたら恥骨直上の皮膚創に誘導します。

腟壁誤穿刺の回避：TOTの穿刺は待ち受けの指を動かさない

閉鎖孔上内側の創に、「針先を立てた形」でニードルを当てます。ニードルを押す母指と腟壁創の中の待ち受けの示指を連携させ、皮膚と閉鎖膜の抵抗を貫きます。待ち受けの示指の所に針先が来ないときに、「指で探しに行っては駄目」です。なぜなら、腟壁誤穿刺の原因になるからです。このようなときは、ニードルを動かしてニードルを示指の所に持ってくるようにします。

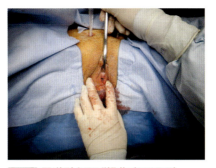

〖図5〗 尿道引き下げ操作（UPDP）
（文献5より転載）
金属ブジーで尿道への食い込みを防ぎ、尿道とテープの間に隙間を作る。

テープ位置の調整に気を配る

　テープ位置の調整は中部尿道スリング手術のツボで、多くの工夫が必要です。なかでも尿道引き下げ操作（urethral pull-down process：UPDP）は重要です（〖図5〗）。尿道に24Fr. ブジーを入れた状態でテープを左右均等にねじれがないよう引き上げ、「尿道への食い込みを防ぐ」「尿道とテープの間にメイヨー剪刀が軽く回せる隙間を作る」ようにして調整します。術中にストレステストと組み合わせて行うこともあります。

　ほかに、カバー拡張操作（テープカバーごと数回往復させ、テープカバー除去時の抵抗を減らす）、バブコック法（バブコック鉗子でテープを数mmはさんで隙間を残す）、8-4法（尿道の内腔にサイズ8、尿道とテープの間にサイズ4のヘガール拡張器を入れた状態でテープカバーを除去する）といった工夫があります。

3 術後アセスメントと合併症への対応

　疼痛や尿道カテーテルの不快感には、鎮痛薬で早めに対処します。血腫、腸管損傷は稀ですが、バイタルサインや異常な腹痛、腫脹がないかを確認していきます。

　手術翌朝に尿道カテーテル、腟内ガーゼ（通常二連）を看護師が抜去し、歩行許可としています。ガーゼの端をカテーテルに結んでおくと、抜去忘れがありません。自排尿量をカップで測り、残尿量をリリアムα-200などの携帯型残尿測定装置で計測します。残尿量150mL以下、自排尿量＞残尿量な

ら退院可としています。

　テープ位置の調整に慣れると術後排尿困難が起こることは激減しますが、術前からすでに排尿困難があるなど条件の悪い症例では、ときに尿閉も起こります。すぐにテープを緩め、清潔間欠自己導尿を指導して退院としたうえで、改善しない場合にはテープカットを行うなど、介入時期については医師間で意見が分かれます[5]。いずれにしても、きちんと対応することを伝え、不安を軽減することが大切です。

　退院後、家事やデスクワークはすぐに始めてもかまいませんが、①5kg以上の重い物を持つ、②自転車に乗る、③性交渉を行う、の3つは術後6週まで避けるよう説明するとよいでしょう。

〈引用・参考文献〉
1）本間之夫ほか．排尿に関する疫学的研究．日本排尿機能学会誌．14（2），2003，266-77．
2）Ulmsten, U. et al. An ambulatory surgical procedure under local anesthesia for treatment of female urinary incontinence. Int Urogynecol J. 7（2），1996, 816.
3）日本排尿機能学会女性下部尿路症状診療ガイドライン作成委員会．女性下部尿路症状診療ガイドライン．第2版．東京，リッチヒルメディカル，2019．
4）Ford, AA. et al. Mid-urethral sling operations for stress urinary incontinence in women. Cochrane Database Syst Rev. 7, 2017, CD006375.
5）加藤久美子ほか．女性尿失禁の手術―スリング手術― TVT手術・TOT手術の手技のポイント．臨床泌尿器科．68（7），2014，495-501．
6）加藤久美子．女性骨盤底手術 中部尿道スリング手術（TVT・TOT）．臨床泌尿器科．72（9），2018，751-4．

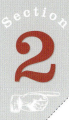

過活動膀胱

東京女子医科大学東医療センター 泌尿器科 骨盤底機能再建診療部 教授　巴ひかる

Point

1. 過活動膀胱（overactive bladder：OAB）は、尿意切迫感を必須とした症状症候群で、通常は頻尿と夜間頻尿を伴い、切迫性尿失禁（urge urinary incontinence：UUI）を伴うこともある。

2. 抗コリン薬は、蓄尿期の排尿筋過活動を抑制し症状を改善するが、副作用により投薬が制限されることがある。

3. $β_3$アドレナリン受容体作動薬（$β_3$作動薬）は、膀胱平滑筋を弛緩させ症状を改善する。近年、抗コリン薬との併用の有効性・忍容性が報告された。

4. 仙骨神経刺激療法は、難治性のOABに対して2017年9月より保険適用となった。

1　過活動膀胱の診断

　OABとは、「過活動膀胱とは、尿意切迫感を必須症状とし、通常は夜間頻尿と頻尿を伴う症状症候群」と定義されます[1]。下部尿路症状（lower urinary tract symptom：LUTS）のうちの、蓄尿症状を伴う代表的な疾患です。

　症状症候群なので診断に尿流動態検査（urodynamic study：UDS）などの検査は必要ありませんが、病態としてはUDSの蓄尿相で膀胱平滑筋の不随意な収縮である排尿筋過活動（detrusor overactivity：DO）が起きていると考えられます。また、悪性腫瘍（膀胱がん、前立腺がん、その他の骨盤内悪性腫瘍など）、下部尿路の炎症性疾患（細菌性膀胱炎、間質性膀胱炎、前立腺炎など）、膀胱周辺の疾患（膀胱結石、子宮内膜症など）、多尿による頻尿、心因性頻尿など、類似した症状を呈する疾患を除外する必要があり、鑑別のために尿検査や超音波検査を行うことが勧められます。

　過活動膀胱症状スコア（overactive bladder symptom score：OABSS）

（資料編p192参照）、国際前立腺症状スコア（international prostate symptom score：IPSS）、主要下部尿路症状スコア（core lower urinary tract symptom score：CLSS）（資料編p192参照）などの症状質問票が利用できます。OABSSは、"急に尿がしたくなり"の部分を正しく回答できているとすれば、診断および治療の効果判定に有用です。IPSSは女性のLUTSでも妥当性が検証されており、CLSSはLUTSのスクリーニングに適しています。

2 過活動膀胱の疫学

わが国の40歳以上を対象とした大規模疫学調査[2]では、有症状率は12.4%で、加齢とともに上昇していました（図1）。2002年の人口構成からOABを有する人の実数は約810万人と推測されますが、高齢社会となり2012年の人口構成では1,040万人、2016年では約950万人と推測されます。

また本調査では、OAB症状をもつ男女のうち、週1回以上UUIがある割合は男性41%、女性64%と、女性で有意に多いことが示されました（図2）。

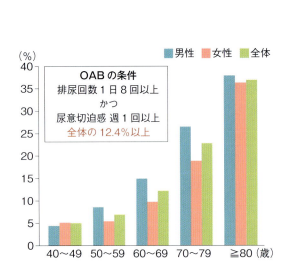

図1　OABの有病率（文献2より引用）

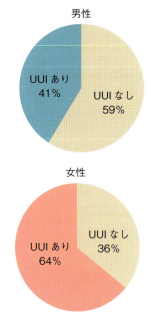

図2　OABにおけるUUIの性差（文献2より作成）
40歳以上でOAB症状をもつ男女のうち、週1回以上UUIがある割合

3 過活動膀胱の治療

　OABの治療には、行動療法、薬物療法、神経変調療法（neuromodulation）、外科的療法があります。

行動療法

　体重減少や飲水指導などの生活指導、尿をなるべく我慢させる膀胱訓練、骨盤底筋訓練などの理学療法などがありますが、行動療法についてはケアの稿を参照してください。

薬物療法 （表1）

抗コリン薬〈推奨グレードA〉

　抗コリン薬は、OABの潜在的な病態である蓄尿期のDOを抑制する目的で使用されます。抗コリン薬はムスカリン受容体に結合して、この膀胱の異常収縮を抑制すると考えられています（図3）。

　比較的最近発売された抗コリン薬は膀胱選択性が高いとされていますが、便秘や口渇などの副作用があり、投薬が制限されることがあります。また、女性の特発性OABにおいては、100mL未満の残尿では比較的安全に投与することが可能とされますが、高齢者では低活動膀胱の潜在例が多いため、投与前後で残尿測定をすることが勧められます。昨今、高齢者における認知機能への影響が懸念され、注意深い投与が必要です。また、閉塞隅角緑内障や重症筋無力症の患者などには禁忌です。

　行動療法との併用は、行動療法単独よりも有効性が高いとの報告があります。

$β_3$作動薬〈推奨グレードA〉

　蓄尿期には、交感神経からノルアドレナリンが放出され、$β_3$受容体を介して膀胱平滑筋を弛緩させます。$β_3$作動薬は、この膀胱平滑筋の弛緩を促進し、膀胱容量を増大させると考えられます（図4）。

　抗コリン薬に比べ、便秘や口渇の副作用が少なく、100mL未満の残尿では安全に投与することが可能です。これまで$β_3$作動薬は、国内で開発され2011年9月に発売されたミラベグロンだけでしたが、2018年11月にビベグロンが発売されました。ミラベグロンでは「生殖可能な年齢の患者への投与

【表1】 OABの治療（薬物療法）（文献1より改変）

一般名	用法・用量	推奨グレード
抗コリン薬		
オキシブチニン塩酸塩	1回2〜3mgを1日3回経口服用	A
オキシブチニン塩酸塩経皮吸収型製剤	貼付剤1枚（オキシブチニン73.5mg/枚含有）を1日1回、1枚を下腹部、腰部または大腿部のいずれかに貼付	A
プロピベリン塩酸塩	20mgを1日1回経口服用。20mgを1日2回まで増量可	A
酒石酸トルテロジン	4mgを1日1回経口服用	A
フェソテロジンフマル酸塩	4mgを1日1回経口服用。1日8mgまで増量可	A
コハク酸ソリフェナシン	5mgを1日1回経口服用。1日10mgまで増量可	A
イミダフェナシン	0.1mgを1日2回経口服用。1日0.4mgまで増量可	A
β_3アドレナリン受容体作動薬（β_3作動薬）		
ミラベグロン	50mgを1日1回経口服用	A
ビベグロン	50mgを1日1回経口服用	―
その他の薬剤		
フラボキサート塩酸塩[注]	1回200mgを1日3回経口服用	C1
牛車腎気丸*[注]	1日7.5g 2〜3回分割服用	C1
エストロゲン[注]		C1

牛車腎気丸以外の経口薬は食後に服用　＊商品名　注：OABの適応を有していない

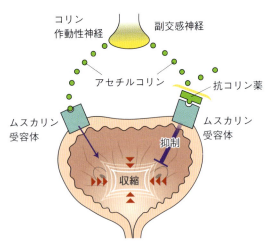

【図3】 OABに対する抗コリン薬の作用機序

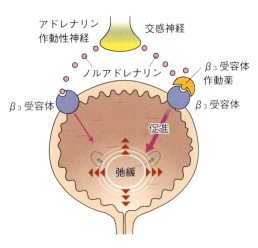

【図4】 OABに対するβ_3アドレナリン受容体作動薬（β_3作動薬）の作用機序

をできる限り避ける」という警告が記載されていましたが、ビベグロンにはその記載がありません。

抗コリン薬とβ_3作動薬の併用

　抗コリン薬であるソリフェナシンとβ_3作動薬であるミラベグロン併用の有効性・安全性は、国内外で行われた臨床試験によって確認されています。ガイドライン[1]でもソリフェナシンとミラベグロンの併用については、「単独投与で効果が不十分な場合には推奨される」と記載されています。昨年、ミラベグロンに抗コリン薬をadd onした長期の忍容性と効果が報告されました[3]。ソリフェナシン以外の抗コリン薬とミラベグロンの併用に関する臨床報告はありません。

神経変調療法（neuromodulation）

電気刺激療法（electrical stimulation：ES）〈推奨グレードB〉

　わが国では、干渉低周波のみが保険適用となっており、3週に6回を限度とし、その後は2週に1回を限度として継続治療が可能です。UUIにおける臨床的有効性は、治癒20～50%、改善54～91%と報告されています[1]。

磁気刺激療法（magnetic stimulation：MS）〈推奨グレードB〉

　OAB治療薬を12週間以上服用しても症状改善がみられないか、副作用などのために使用できない難治性の成人女性OAB患者に対して、2014年に保険適用となりました。着衣のまま椅子に座って治療を受けることができるため、ESより非侵襲的に神経や筋肉を刺激することができます。UUIにおける臨床的有効性は、治癒20～25%、有効性50～85%と報告されています[1]。保険適用は、1週間に2回を限度とし、6週間を1クールとして、1年間に2クールまでとされています。「5年以上の泌尿器科の経験または5年以上の産婦人科の経験を有する常勤の医師が合わせて2名以上配置されていること」という施設基準を満たしていることが必要です。

仙骨神経刺激療法（sacral neuromodulation：SNM）〈推奨グレード保留（ガイドライン発行時に未承認であったため）〉（図5）

　仙骨孔（通常はS3）から体内電気刺激装置を埋め込み、仙髄神経を持続的に刺激することにより、排尿反射を抑制する方法です。SNMは欧米では1990年代から行われていますが、わが国では2014年4月から便失禁に対して保険適用となり、2017年9月から難治性OABに対して保険適用が追加と

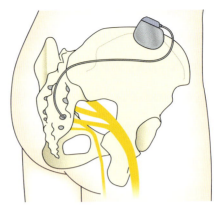

《図5》 仙骨神経刺激療法（sacral neuromodulation：SNM）

なりました。

　外科的処置を必要とし侵襲が高いため、保存的治療が無効であった難治性OABが適応となります。いったん、挿入したリード（刺激電極）に対外式の刺激装置を接続し、1〜2週間試験的に刺激を行い、効果があれば刺激装置を埋め込みます。少なくとも1種類の抗コリン薬が無効であったOABに対するSNMと抗コリン薬のランダム化比較試験（randomized controlled trial：RCT）において、SNMで有意に客観的・主観的成功率が高かったとの報告があります[4]。おもな合併症としては、創部およびリードに沿った感染、リードの移動、疼痛などがあります。下部尿路機能障害の診療経験を5年以上有する常勤医師が2名以上いて、うち1名以上は所定の研修を修了していること、などの施設基準を満たしていることが必要です。

外科的療法

ボツリヌス毒素膀胱壁内注入療法（intravesical botulinum toxin injection）〈推奨グレード　保留（未承認）〉

　コリン作動性神経からのアセチルコリン放出抑制や求心性神経に対する作用を有するとされます。欧米では有効性、安全性に関する報告があり、保存的治療が無効であった難治性の神経因性OABおよび特発性OABのいずれに対しても有効性が示されています。わが国では2018年に臨床治験が行われ、現在開鍵待ちの状況です。

難治性非神経因性OABに対する外科的治療法〈推奨グレードC1〉

 他のすべての治療が無効で、上部尿路障害があるか、頻尿や尿失禁のために著しく生活に支障をきたす場合、自家膀胱拡大術や腸管利用膀胱拡大術などが考慮されます。有効性はありますが、間欠自己導尿を要することが多く、外科的手術ゆえ合併症を生じ得るので適応は厳選する必要があります。

〈引用・参考文献〉
1) 日本排尿機能学会過活動膀胱診療ガイドライン作成委員会編. 過活動膀胱診療ガイドライン. 第2版. 東京, リッチヒルメディカル, 2015, 220p.
2) 本間之夫ほか. 排尿に関する疫学的研究. 日本排尿機能学会誌. 14, 2003, 266-77.
3) Yamaguchi, O. et al. Long-term safety and efficacy of antimuscarinic add-on therapy in patients with overactive bladder who had a suboptimal response to mirabegron monotherapy : A multicenter, randomized study in Japan (MILAI II study). Int J Urol. 26(3), 2019, 342-52.
4) Siegel, S. et al. Results of a prospective, randomized, multicenter study evaluating sacral neuromodulation with InterStim therapy compared to standard medical therapy at 6-months in subjects with mild symptoms of overactive bladder. Neurourol Urodyn. 34, 2015, 224-30.

Section 3 骨盤臓器脱
①診断

名古屋第一赤十字病院 女性泌尿器科 部長 **加藤久美子**
同 副部長 **鈴木省治**
名古屋第一赤十字病院 泌尿器科 部長 **服部良平**

Point

1. 骨盤臓器脱（pelvic organ prolapse：POP）は中高年女性に頻度の高いQOL疾患で、膀胱、子宮、直腸などの臓器が腟壁と一緒に腟口から脱出します。

2. POPの問診では、下垂症状だけでなく、下部尿路症状、排便症状なども聞きましょう。

3. POPの内診では、咳やいきみで腹圧負荷をかけ、どの臓器が何cm腟口から脱出するかを確認します。

4. POPは排尿障害や尿路感染症、水腎症を伴うため、これらの評価も行います。

1 はじめに

　POPは「骨盤底のヘルニア」とも呼ばれ、腟口から腟壁と一緒に骨盤内臓器が下垂する疾患の総称です。膀胱瘤、子宮脱、直腸瘤、小腸瘤といったタイプがあり（〖図1〗）[1, 2]、日本人は膀胱瘤、膀胱瘤＋子宮脱が多いものの、

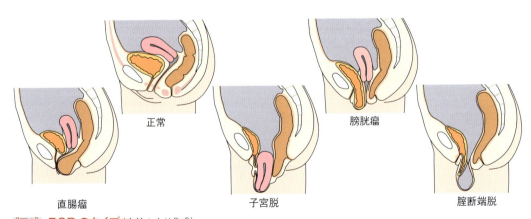

〖図1〗 **POPのタイプ**（文献1より作成）
複数のタイプが合併することが多い

いろいろな組み合わせがあります。米国人女性が80歳まで生きると11%がPOPか尿失禁で手術を受けるというほど頻度が高く[3]、下部尿路症状を高率に伴うので、女性骨盤底医療（女性泌尿器科）を専門としない泌尿器科の看護師・医師にも広く知識をもってほしいと思います。ほとんどの場合、問診と内診（台上診）で診断のあたりをつけることができます。

2 原因：女性骨盤底の脆弱化

中高年女性の二大QOL疾患である腹圧性尿失禁、POPの背景には、女性骨盤底の構造的弱点があり、分娩、加齢、腹圧負荷によって骨盤底の組織が緩むことが原因です。日本では疫学調査があまりないのですが、海外では下垂症状に基づいたPOPの有病率が5〜10%と報告されています[4]。未産婦でも起こりますが、経腟分娩（とくに巨大児、鉗子分娩、吸引分娩など）が大きく影響します。また、肥満、慢性の便秘・咳嗽、重量物の運搬（職業によるものや介護、孫の世話）が悪化要因になります。生活指導では、体重を増やさない、便秘で力まない、重い物を持たないの「三ない」が大切です。

3 問診：下垂症状＋下部尿路症状を把握

POPの症状は多岐にわたり、下垂症状に加え、下部尿路症状、排便症状、性機能障害を伴いますので、具体的に問診しましょう。子宮全摘後に腟が反転するように脱出することもあるので、手術歴なども確認します。

下垂症状

初発症状としては、風呂でしゃがんで洗う際にピンポン玉のようなものに触れる、トイレで排尿・排便後に紙で拭くときにあたることで気づく例が多いです。徐々に長時間の歩行や立ち仕事、重量物の運搬、夕方疲れたときなどに症状が出ます。さらに進行すると、常時脱出し、股に何か挟んだような不快感で歩行、外出が制限され、手で還納するのが難しくなります。子宮脱の場合、擦れて出血することが多くなります。

下部尿路症状

排尿障害と蓄尿障害（過活動膀胱〈overactive bladder：OAB〉、腹圧性尿失禁）の両方があります。膀胱の下垂で尿道の屈曲や脱出物による閉塞をきたし、「蓋をしたように邪魔されて尿が出にくい」「ティッシュで押し戻さないと尿が出ない」「朝はよいが、夕方になると下がってきて尿がすぐには出てこない」といった訴えが聞かれます。

OABは、臥位・坐位で脱出物がおさまっているときは症状はありませんが、立位や歩行によって尿意切迫感、頻尿が生じる傾向にあります。「立ち上がると急な尿意が起こる」「トイレの前で漏れたのに、いざ出そうとすると出にくい」とよく聞きます。下部尿路症状で受診した人が、実はPOPだったということもあり、OAB診療ガイドラインでは症例によって内診を基本評価として推奨しています[5]。

腹圧性尿失禁は、骨盤底の脆弱化を背景に合併しやすいのですが、逆に臓器脱が進むと排尿困難に傾き、腹圧性尿失禁がマスクされる傾向にあります（潜在性腹圧性尿失禁）[2]。「以前はくしゃみや咳で漏れたけれど、下がり具合がひどくなったら漏れが減った」「ペッサリーを入れたら、だだ漏れになった」という訴えを聞いた場合、POPの手術後に腹圧性尿失禁が悪化する可能性が高いので注意を要します[6]。

排便症状

排便しようとすると脱出して邪魔になったり、拭きにくくなったりします。前を押さえて、脱出しないよう防ぎながら排便するよう、自分で工夫している人が多くいます。

性機能障害

不安や脱出した腟壁の乾燥、びらんによる性交痛から性交を断念する例が多くあります。また、陰茎が押し出されて挿入しにくいといったこともあります。

4 検査

内診でPOPの重症度とタイプを確認するのが基本です。尿路感染症をし

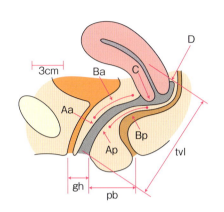

Aa：前腟壁の正中で外尿道口から3cmの部分
Ba：AaからCの間で最も突出した部分
C：子宮口
D：後腟円蓋［子宮摘除後の場合、記載しない］
Ap：処女膜痕から3cmの後腟壁正中部分
Bp：ApからCの間で最も突出した部分
gh：外尿道口の中心から後腟壁の処女膜痕の中央までの距離
pb：ghの下端から肛門中央部までの距離
tvl：正常の位置における腟の奥行き

【図2】 POP-Qシステム：9点計測によるPOPの形態評価（文献2より）

ばしば伴うので、尿沈渣は必須です。排尿障害を評価するために、尿流測定や残尿測定を行うほか、下垂している臓器や上部尿路の評価に経会陰超音波検査・排泄性腎盂造影・膀胱造影・MRI・CT検査なども行われます。

内診：最下点とタイプ

POPの評価法の定番は、POP-Qシステムです（【図2】）[2)]。ただ、9点計測はハードルが高いので、まずは「最下点（一番下がっている部分）が腟口から何cm外にあり、それがどの臓器か」を押さえましょう。目安は、腟の中で膨らむ状態がStage Ⅰ、腟口±1cmがStage Ⅱ、それ以上がStage Ⅲで完全脱出がStage Ⅳです（【表1】）。

腹圧負荷で日常の症状を再現するのがポイントで、咳・いきみを繰り返し行わせて内診します。ベッド上でも開脚すればある程度確認できますし、砕石位では吾妻腟鏡やジモン腟鏡で後腟壁、前腟壁を順番に押さえて観察するとわかりやすいです（【図3】）。子宮口との位置関係を確かめ、後腟壁の下垂では直腸診を組み合わせます。問診と内診にギャップがあるときは、夕方歩行後に再度内診したり、立位で診察したりします。

【表1】 POP-Q システム：POP の Stage 分類（文献2より）

Stage	POP-Q 測定値
Stage 0	Aa、Ap、Ba、Bp ＝ －3 cm かつ C or D ≦ －（tvl － 2）cm
Stage Ⅰ	Stage 0 基準外 かつ 最先端 ＜ －1 cm
Stage Ⅱ	最先端 ≧ －1 cm で ≦ ＋1 cm
Stage Ⅲ	最先端 ＞＋1 cm で ＜＋（tvl － 2）cm
Stage Ⅳ	最先端 ＞ －（tvl － 2）cm

a 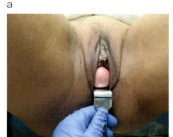 b 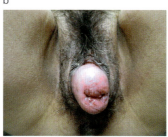 c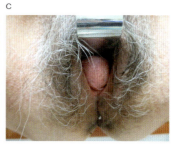

【図3】 POP の内診所見

a　膀胱瘤、b　子宮脱、c　直腸瘤。吾妻腟鏡で後腟壁、前腟壁を順番に押さえ、子宮口との位置関係を確認する

尿検査・尿流測定・残尿測定

POP が進行すると、残尿が増加し尿路感染症を伴う確率が高まるので、尿沈渣は必須です。尿流測定、残尿測定を行って、排尿障害を評価します。

超音波検査・排泄性腎盂造影・膀胱造影・MRI・CT

各臓器の下垂の評価に超音波検査、MRI、CT が用いられます（【図4】）。特に経会陰超音波検査とシネ MRI は腹圧負荷しながら動的に評価ができます。

POP の進行に伴い引き起こされる水腎症は、経腹超音波検査や排泄性腎盂造影、CT で評価します。腹腔内の腫瘤や腹水のために腹腔内圧が高まり、POP の原因となっていることがあるので注意が必要です[7]。膀胱造影は膀胱瘤をよく評価でき、また、排泄性腎盂造影の 60 分後像も参考になります（【図5】）。

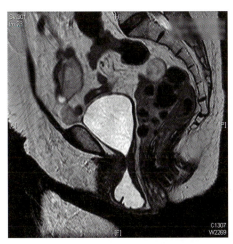

《図4》 MRI矢状断像、子宮全摘術後の膀胱瘤。シネMRIで動的な検討が可能

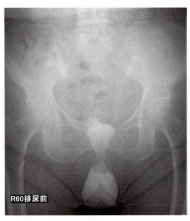

《図5》 排泄性腎盂造影の60分後像。顕著な膀胱瘤

5 診断から治療へ

　POPのStage Ⅰ、Ⅱ、またⅢでも最下点が腟口から3cm未満なら、保存療法をまずは勧めます。下部尿路症状の治療をしながら保存的にフォローしたり、産婦人科のがん検診の折りに診てもらうのもよいでしょう。

　一方、Stage Ⅲで最下点3cm以上や完全脱出のStage Ⅳは、POPの手術を手がけている施設での治療が妥当です。特に残尿、尿路感染症、水腎症を伴う例は、早い対応を考えます。

〈引用・参考文献〉
1) Brubaker, L. et al. "Surgery for pelvic organ prolapse". Incontinence. Abrams, P. et al. eds. Plymouth, Health Publication, 2005, 1371-402.
2) 日本排尿機能学会女性下部尿路症状診療ガイドライン作成委員会編. 女性下部尿路症状診療ガイドライン. 東京, リッチヒルメディカル, 2013, 66-9.
3) Olsen, AL. et al. Epidemiology of surgically managed pelvic organ prolapse and urinary incontinence. Obstet Gynecol. 89(4), 1997, 501-6.
4) Milsom I, et al. Epidemiology of urinary incontinence (UI) and other lower urinary tract symptoms (LUTS), pelvic organ prolapse (POP) and anal (AI) incontinence. "Incontinence", Abrams, P. et al. ed. 6th ed. International Continence Society, 2017, 1-142.
5) 日本排尿機能学会過活動膀胱ガイドライン作成委員会編. 過活動膀胱診療ガイドライン. 第2版. 東京, リッチヒルメディカル, 2015, 23.
6) 加藤久美子ほか. 骨盤臓器脱術後の腹圧性尿失禁悪化に関する術前インフォームドコンセントと患者の受容. 日本女性骨盤底医学会雑誌. 12, 2015, 139-43.
7) 加藤久美子ほか. 骨盤臓器脱リスク因子としての腹腔内腫瘤・腹水貯留. 日本泌尿器学会雑誌. 109(2), 2018, 96-101.

Section 3 骨盤臓器脱
②手術

第一東和会病院 女性泌尿器科・ウロギネコロジーセンター センター長　竹山政美

Point

1. 骨盤臓器脱（pelvic organ prolapse：POP）は命にかかわる病気ではありませんが、QOLを悪化させる病気です。手術の適応は患者の困窮度を考えて慎重に決定します。

2. 適切な術式の選択のために、術式に関する情報は常にアップデートしておき、患者と共有することが重要です。

3. メッシュを用いない従来型手術（native tissue repair：NTR）、経腟メッシュ（tension-free vaginal mesh：TVM）手術、腹腔鏡下仙骨腟固定術（laparoscopic sacral colpopexy：LSC）のそれぞれの特徴とメリット、デメリットは理解しておきたいものです。

1 はじめに

　POPの手術療法はこの数年の間に大きく変化してきました。2005年にTVM手術が日本に紹介されるまでは、メッシュを用いない従来型手術（NTR）が主として行われてきました。例えば子宮脱には腟式子宮摘除術＋前後腟壁形成術、膀胱瘤には前腟壁形成術などです。このNTRには再発率が高いという問題点があったので、再発率の低い手術を求めて合成メッシュを用いたTVMが欧米で試みられ[1]、2005年には日本に紹介されました。TVM手術は低侵襲で子宮を温存できる術式として泌尿器科医を中心として多くの施設で行われるようになりました。また、TVM研究会（現・日本骨盤臓器脱手術学会）が中心となって術式の改良に取り組み、現在では安全な術式としてPOP手術の主たる選択肢として行われています[2]。

　キット製品が使用できない日本では熟練した術者がTVM手術を行っていましたが、欧米では多くのキットを用いて未熟な術者も含めてTVM手術が行われていました。そのため、メッシュ露出や術後慢性疼痛などの合併症が多く、医療訴訟も多かったことから、2011年にアメリカ食品医薬品局

（FDA）が術者とキットを販売する企業に厳しい警告を発しました。その結果、多くのメーカーがTVMの市場から撤退し、日本で唯一使用できたガイネメッシュPSが使用できなくなるという事態となりました。このとき、国内諸学会とメーカーの尽力でポリフォームというメッシュが使用できるようになり、TVMの術式を残すことができたのは不幸中の幸いでした。2019年4月からは国産のORIHIMEというメッシュを使ってTVMが行われています。

逆風のなか、産婦人科医の多くがTVM手術から撤退し、LSC手術を開始する術者が徐々に増えました。またTVMは小さめのメッシュを用いる術式に変化していきました。現在、POPの手術としてNTR、TVM、LSCが行われていますが、本稿ではそれぞれの術式の特徴と選択にあたっての注意点を述べたいと考えます。

2 骨盤臓器脱手術の術式選択

婦人科医と泌尿器科医では術式選択のポイントが異なると思われますが、ここでは泌尿器科医の視点で術式選択のポイントを述べます。

手術の適応に関してはPOP-Q stage Ⅲ以上が適応と考えますが、患者に手術を勧めるのは次のような場合です。

(1) QOLが非常に悪い場合：POPは直ちに命にかかわる病気ではないので、基本的には患者のライフスタイルと困窮度によって手術を選択します。
(2) 水腎症が中等度以上の場合
(3) POPが原因と考えられる排尿困難や過活動膀胱（overactive bladder：OAB）症状がひどい場合

POPの手術術式にはNTR、TVM、LSCがありますが、どの術式を選択するかは、術者の経験と患者要件によって決定されます。POPの状態は変化に富んでいるので、専門家はある程度どの術式にも精通していることが求められます。ここでは私の施設で行っている術式を中心に解説します。以下にPOPの病態別に選択する術式を示します。

(1) 前壁下垂（膀胱瘤）が主であるもの：TVM-A2かLSC
(2) 子宮脱が主であるもの：LSCかマンチェスター手術（頸部延長型）
(3) 後腟下垂（直腸瘤）が主であるもの：TVM-PかLSC
(4) 子宮摘除後の断端脱：LSCかTVM-C4

(5) 子宮に前がん病変あるいは細胞異型の強い症例：子宮全摘除＋TVM-C4

　近年 LSC を選択することが多くなってきたのは、近接視野で安全に剝離、運針が行えることと術野を共有できることで教育的なメリットが大きいことによります。

3　NTR

　泌尿器科医にとって子宮全摘を伴う NTR はハードルが高いですが、ある程度、次のような NTR 術式のコンセプトに精通しておくことは必要です。

子宮全摘＋前後腟壁形成術

　従来から婦人科では子宮脱に対する標準術式として行われてきた手技ですが、腟尖部へのサポートがなければ腟断端脱としての再発率が高いと考えられています。

子宮全摘＋腟尖部の挙上を行う術式（図1）

　腟尖部をどのようにサポートするかによって Shull 法（仙骨子宮靱帯）、マッコール法（仙骨子宮靱帯）、インモン法（腸骨尾骨筋）、仙棘靱帯固定法（仙棘靱帯〈sacrospinous ligament：SSL〉）などの術式があります。エキスパートが執刀すれば成績は悪くない術式ですが、術後に膀胱瘤が発生する可能性があります。

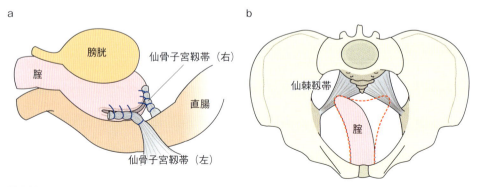

図1　腟尖部の挙上を行う術式
a　Shull 法の完成模式図、b　仙棘靱帯固定術の完成模式図

マンチェスター手術

　子宮頸管を部分切断し、仙骨子宮靱帯を短縮する手術です。おもに頸部延長型の子宮脱に対して行います。

腟閉鎖術

　ルフォー手術は腟の前壁と後壁を縫合して腟を閉じる手術で、子宮が温存されているのに子宮がん検査ができないという短所があります。術後に性交渉もできなくなります。完全腟閉鎖術は子宮全摘した後、前後腟壁を縫合閉鎖する術式です。ルフォー手術と同様に術後に性交渉ができなくなります。

4　TVM手術のコンセプトと術式の要点

　骨盤臓器脱手術にメッシュを用いるのはなぜでしょうか？
　NTRでの再発率が高いという欠点を補うために、弱った組織ではなく合成メッシュを用いて骨盤底再建を行うTVMあるいは仙骨腟固定術が行われるようになったのです。TVM手術はフランスのTVMグループが提唱した「臓側筋膜をメッシュに置き換え、左右の骨盤筋膜腱弓（arcus tendineus fascia pelvis：ATFP）間をブリッジする」というコンセプトに基づいて開発された術式で、〖図2〗にProlift™の模式図を示します。メッシュ本体が腟壁の補強となり、メッシュの脚が靱帯の補強になるという考えに基づいています。メッシュを用いる手術での最重要点はメッシュにシワを生じさせず展開することで、そのためにはしっかりした組織にアンカリングすることです。TVM手術の晩期合併症であるメッシュ露出や慢性疼痛などの原因は、アンカリングの不備が関与する可能性があります。

前壁TVM（TVM-A）の要点

　アンカリングポイントは①膀胱頸部側腟壁、②子宮頸部および③左右坐骨棘近傍の靱帯起始部などの強靱な組織の4点です。①②は複数の非吸収糸で縫着し、③はメッシュ脚を通します。③にメッシュ脚を通すためにはニードルを用いる穿刺という操作が必要で、熟練した指導者のもとでのトレーニングが必須です。これからTVMを学ぶ術者には、③のアンカリングを仙棘靱

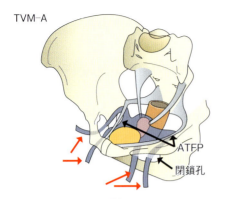
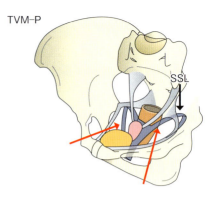

【図2】 Prolift™ 型 TVM のコンセプト

ポリプロピレンメッシュを用いて、臓側筋膜を置き換え、腟壁だけでなく腟管の支持も補強する術式。メッシュ本体が前後腟壁自体の補強となる。
TVM-A では4本のアームでメッシュを左右 ATFP（骨盤筋膜腱弓）間にブリッジさせる。
TVM-P では2本のアームを仙棘靱帯に通し、DeLancey level I（傍頸管輪・仙骨子宮靱帯・基靱帯）を修復する。

帯に行う、いわゆる Uphold 型 TVM を勧めます。

後壁 TVM（TVM-P）の要点

アンカリングポイントは①会陰側腟壁、②子宮頸部および③左右仙棘靱帯の4点です。①②は複数の非吸収糸で縫着し、③はメッシュ脚を通します。シワなくメッシュを展開するためには、手術時にシワのない状態のメッシュ展開を行うことです。

子宮摘出後の腟断端脱に対する TVM-C の要点

TVM-A と TVM-P のメッシュを連結した形のメッシュを用います。アンカリングポイントは①膀胱頸部側腟壁、②会陰側腟壁、③左右坐骨棘近傍の強靱な組織、④左右の仙棘靱帯の6点です。いずれの手術においてもメッシュをシワなく展開することが重要です。

5 LSC

子宮脱、膀胱瘤、直腸瘤などの骨盤臓器脱に対して【図3】のような2枚のメッシュを膀胱・前腟壁間と直腸・後腟壁間に埋め込み、メッシュ本体を腟壁と子宮頸部にしっかりと縫い付けて、その脚を仙骨の前面に縦に走っている前縦靱帯というしっかりした組織に縫い付けて、臓器が下垂しないように

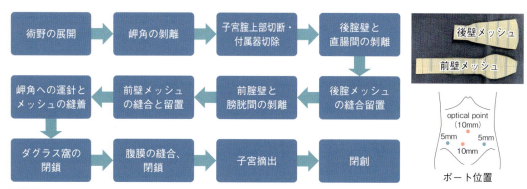

【図3】 LSC の術式の流れとメッシュ、ポート位置

保持する手術です。初期には子宮を摘除したあとの腟断端脱に対して行われていましたが、間もなく子宮の存在する症例にも行われるようになりました。

フランス式とアメリカ式

　LSC 術式には腟尖部のみを挙上するアメリカ式と、前腟壁を膀胱頸部近くまで、後腟壁を会陰体近くまで剥離し2枚のメッシュを挿入するフランス式に大別されます。日本で行われているのはおもにフランス式です。

LSC 手術のメリットとデメリット

　LSC 手術のメリットとデメリットを TVM 手術と比較してみると次のようになります。

　メリットとしては TVM に比較して性交痛の出現が少ないことで、まだ性交渉のある人に勧められます。またメッシュを腟壁や肛門挙筋にしっかりと縫合固定するので、TVM に比較して術直後のメッシュのズレをきたしにくいと考えられ、退院後すぐに普通に生活することができて職場復帰も早期から可能です。

　デメリットとしては、手術時間が長いので高齢の人には不向きだと思われます。しかしこれは術者の技量によります。また LSC では腸を上腹部に移動させて術野を確保するのですが、肥満の人では腸間膜の脂肪が分厚いと腸を移動させるのが困難になります。さらにメッシュの脚を固定する岬角前面の脂肪が分厚くて血管や神経、靱帯を同定するのが難しくなります。どのくらいの肥満まで OK かはやはり術者の経験と技量に依存することになります。

　また LSC では術中に頭を低くして手術を行うため、眼圧が上昇し、脳内

の血管の圧も上昇するので、眼圧が高い人（緑内障など）や脳動脈瘤など脳血管に異常のある人は禁忌としています。

LSC手術の実際

麻酔は全身麻酔で行います。術式の流れ、ポートの位置、使用するメッシュの形を 図3 に示します。術式のうち最も重要な前後腟壁の剝離とメッシュ挿入の様子を 図4 に示します。LSCの完成の模式図を 図5 に示します。詳しくはLSCの教科書を参照してください[3]。要点は次のようになります。

(1) メッシュはアンカリングポイントにしっかり縫合固定して、シワなく展開すること。

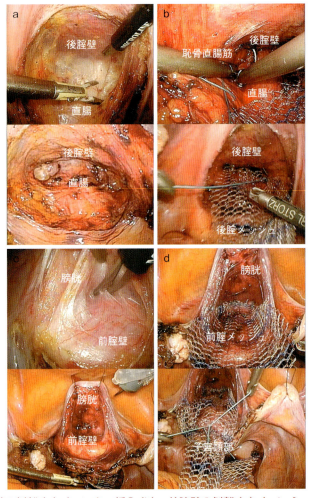

図4 後腟壁の剝離（a）とメッシュ挿入（b）、前腟壁の剝離（c）とメッシュ挿入（d）

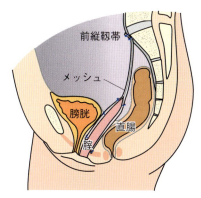

〖図5〗 LSC の完成図

（2）メッシュの張力は気腹圧が0になったときにテンションがなくなる強さとします。張力が強いと再発の原因になる可能性があります。

6 まとめ

　POPはバリエーションが豊富なので、一つの術式にすべての症例を当てはめることは困難であり、症例に合わせて選択できる使用可能な術式を多くもっている必要があります。多くの術式を知識としてだけでも知っている必要があるのです。POPのような命にかかわらない病気の治療では、晩期合併症は生涯つきまとう可能性があるので、できるだけそれらを生じさせない努力と真摯な対応が必要です。

〈引用・参考文献〉
1) Berrocal, J. et al. Conceptual advances in the surgical management of genital prolapse. J Gynecol Obstet Biol Reprod. 33, 2004, 577-87.
2) 竹山政美ほか. 経腟メッシュ手術（TVM）の現況と展望. J Endourol. 31（1）, 2018, 66-70.
3) 竹山政美ほか."手術の流れ：子宮亜全摘を伴う術式に即して". IRCAD に学ぶLSC テクニック：骨盤臓器脱・腹腔鏡下メッシュ手術の新スタンダード. 東京, 金原出版, 2016, 47-107.

Section 4 尿排出障害

東邦大学医療センター大橋病院 泌尿器科 教授　**関戸哲利**

> **Point**
> 1. 骨盤臓器脱以外にも女性の尿排出障害の原因となる病態があります。
> 2. 代表的な病態は、低活動膀胱（underactive bladder：UAB）、神経因性下部尿路機能障害（neurogenic lower urinary tract dysfunction：NLUTD）、原発性膀胱頸部閉塞、Fowler症候群、産後尿閉、尿道憩室などです。
> 3. NLUTDで蓄尿時／尿排出時に下部尿路が高圧となるタイプでは、適切な尿路管理法を選択することが重要です。

1　低活動膀胱（UAB）

排尿筋低活動、尿道弛緩障害、膀胱知覚障害などに起因する症状症候群です。

症状・徴候

国際禁制学会（ICS）の定義によれば、"Underactive bladder syndrome（UAB）is characterized by a slow urinary stream, hesitancy, and straining to void with or without a feeling of incomplete bladder emptying, sometimes with storage symptoms（尿勢低下、排尿遅延、腹圧排尿が特徴であり〈残尿感はある場合とない場合とがある〉、ときに蓄尿症状を伴う）"とされています[1]。この定義には、ほぼすべての下部尿路症状が含まれるため、症状のみからUABを診断することは困難です。

診断

妥当性のあるUAB症状質問票はまだありません。会陰部を中心とした身体理学的検査、腰仙部神経学的検査、腹部超音波検査などで明らかな

【表1】 UDS上の排尿筋低活動と膀胱出口部閉塞の診断基準 (文献2より引用)

	最大尿流時排尿筋圧 cmH$_2$O	最大尿流量 mL/s	排尿効率 %	臨床的閉塞*
排尿筋低活動	< 20	< 15	< 90	×
膀胱出口部閉塞	≥ 40	< 12	≥ 90	
正常	≥ 20	≥ 20	100	×

＊臨床的に明らかな膀胱頸部あるいは尿道閉塞、病期Ⅲ以上の骨盤臓器脱

NLUTDや病期Ⅲ以上の骨盤臓器脱などを除外します。尿流測定と残尿測定も必須ですが、腹圧排尿パターンでは最大尿流量が正常範囲のことがあり、最大尿流量のみでなく、排尿パターンや残尿量、排尿効率（排尿量／〈排尿量＋残尿量〉、90％以上が正常）も含めて総合的に判定します。病態の詳細な解明が必要と考えられる場合には、排尿筋低活動と膀胱出口部閉塞の鑑別（表1）などを目的として、尿流動態検査（urodynamic study：UDS）などの侵襲的検査が必要です。

治療

行動療法

定時排尿、二段排尿など。用手圧迫排尿（クレーデ法）や腹圧排尿（バルサルバ法）は推奨されません。

薬物療法

現時点では排尿筋低活動に対する薬物療法はハードルが高く、尿道の緊張を緩和して排尿効率を改善させる目的でα1アドレナリン受容体遮断薬（α1遮断薬）が第一選択となります。

清潔間欠導尿（clean intermittent catheterization：CIC）

どのぐらいの残尿量からCICを導入すべきかについての明確な基準はありません。残尿量が有意であっても症候性尿路感染を散発的にしか起こさず、上部尿路障害も認めないUAB症例では経過観察も選択肢になります。

2 神経因性下部尿路機能障害（NLUTD）

NLUTDとは、下部尿路（膀胱、尿道、骨盤底筋）の機能を司る中枢・末

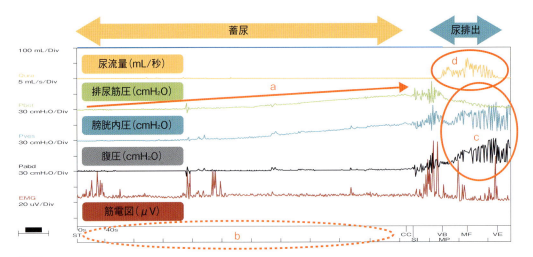

図1 RH の NLUTD

a　膀胱の伸展性が不良で高圧蓄尿の状態（低コンプライアンス膀胱）、b　膀胱充満知覚を感じた部分に本来入るはずのイベントマーカーがなく、膀胱充満知覚は消失、c　排尿筋無収縮で高圧腹圧排尿、d　高圧排尿かつ低尿流量の、いわゆる膀胱出口部閉塞パターン

梢神経の障害に起因する下部尿路機能障害（lower urinary tract dysfunction：LUTD）を指します。

　NLUTD と診断するためには、明らかな神経障害が存在し、その神経障害から予測される LUTD と各種検査所見から得られた LUTD の所見が一致し、神経障害と LUTD の時間的関係に矛盾がなく、LUTD の主因として他の泌尿器科的疾患（骨盤臓器脱、膀胱憩室など）の可能性が低い、といった要件が必要です。NLUTD の精査、尿路管理法の決定のためには、UDS が有用です。高圧蓄尿、排尿筋括約筋協調不全や非弛緩性尿道括約筋閉塞、重症の排尿筋低活動や排尿筋無収縮、残尿 100 mL 以上、上部尿路障害や高度の膀胱変形などの所見を有する NLUTD は自排尿のリスクが高いと判断され、CIC が第一選択の尿路管理法となります。

　本稿では、頁数の関係で、広汎子宮全摘術（radical hysterectomy：RH）後の NLUTD と糖尿病性 NLUTD に関して述べます。

広汎子宮全摘術（RH）後の NLUTD（図1）

　RH では、骨盤神経叢より末梢の副交感神経および下腹神経が障害される可能性があります。副交感神経の障害により排尿反射の消失あるいは低下（排尿筋無収縮あるいは排尿筋低活動）が起こります。これに加えて、蓄尿時の膀胱の伸展性（膀胱コンプライアンス）が低下する場合もあります。尿

道については、副交感神経からの短アドレナリン作動神経に対する抑制がなくなってしまうために、尿道がアドレナリン除神経過敏の状態を呈し、非弛緩性尿道括約筋閉塞、つまり尿道の弛緩不全が生じます。一方、下腹神経障害が加わると膀胱頸部閉鎖機能が障害され尿道括約筋不全、つまり尿道の閉鎖不全が生じる可能性も指摘されています。膀胱充満知覚については、副交感神経と交感神経の双方で中枢神経に伝達されるため、片方の障害のみであればある程度残存します。ただし、交感神経を通って伝えられる知覚は下腹部膨満感などのあいまいな知覚であるとされます。

問題点

　RH 後の NLUTD はすべてが非可逆性というわけではなく、6〜12ヵ月程度で排尿筋収縮が回復してくる場合が少なくありません。一方、NLUTD が非可逆的な場合、制がんがなされても生涯にわたり NLUTD が問題となります。患者の年齢層が比較的若年の疾患であるため、NLUTD に対する長期的な尿路管理は重要です。RH 後の NLUTD の問題点としては、上部尿路障害、尿失禁、自然膀胱穿孔、萎縮膀胱などが挙げられます。

　上部尿路障害は、下部尿路が高圧環境になるようなタイプの NLUTD で生じやすく、特に低コンプライアンス膀胱（膀胱コンプライアンス＜ 20mL/cmH₂O）を呈する場合や非弛緩性尿道括約筋閉塞があるため高圧の腹圧排尿になってしまう場合には要注意です。このため、CIC を継続せざるを得ない症例、かなりの腹圧を負荷しないと自排尿が困難な症例、症候性尿路感染を反復する症例においては、膀胱コンプライアンスと腹圧排尿時の膀胱内圧の評価目的に UDS が必須です。

　尿失禁は、膀胱頸部閉鎖不全を呈する NLUTD で問題となり、低コンプライアンス膀胱を合併すると尿失禁が重症化します。

　自然膀胱穿孔や萎縮膀胱の頻度は高くはありませんが、非可逆的 NLUTD かつ術後骨盤部放射線照射を受けている症例では留意すべき合併症です。われわれの検討では、RH 後の症例における低コンプライアンス膀胱の割合は、神経障害が可逆的であった群では術後放射線照射が行われていても 36% ですが、非可逆的な場合には 81% と高率でした（図2）[3]。萎縮膀胱に陥ると治療選択肢は限られており、CIC で上部尿路障害や症候性尿路感染のコントロールが得られない場合には、長期カテーテル留置あるいは尿路変向術が必要となります。

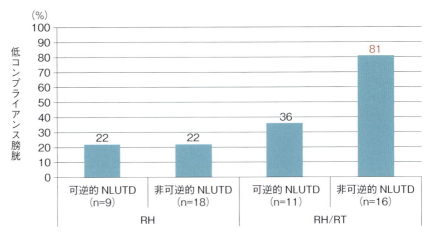

《図2》 NLUTDの可逆性と放射線照射の膀胱コンプライアンスへの影響（文献3より改変）

CIC離脱の有無でNLUTDを可逆的と非可逆的に分類しています。非可逆的NLUTD症例では、術後放射線治療が行われると高率に低コンプライアンス膀胱が生じています。
RH：広汎子宮全摘術、RT：術後放射線照射、NLUTD：神経因性下部尿路機能障害

尿路管理

　RH後のNLUTDの尿路管理法の一例を示します（《図3》）[3]。このような尿路管理法を行ったところ、経過観察期間の中央値41ヵ月で、随意排尿が40％、CICの継続は60％でした[3]。

　なお、腹圧排尿に関しては、高度の排尿筋低活動あるいは無収縮症例に対しては推奨し得ない尿路管理法とされています。尿排出時には、排尿筋の一部が尿道平滑筋に連続しているために、排尿筋収縮によって膀胱頸部から近位尿道が漏斗状の形状になります。このため、排尿筋収縮が不良あるいは認められない場合、いくら腹圧を負荷してもこのような漏斗状の開大が起こりません。さらにRH後のNLUTDでは尿道の弛緩不全を合併している場合が多く、尿道抵抗は必ずしも低くありません。腹圧排尿が安全な排尿となるためには尿道抵抗が低いことが前提となりますが、RH後の症例における腹圧排尿は、必ずしも安全で効率のよい自排尿とはいえない点に注意が必要です。

糖尿病性NLUTD（diabetic cystopathy）

　膀胱充満知覚の低下を主体とし、膀胱容量の増大を伴い、膀胱過伸展状態の持続により排尿筋収縮力低下に至るNLUTDで、糖尿病症例の40〜45％に認められます[4]。その後、UDS上、排尿筋過活動も高率（〜61％）に認め

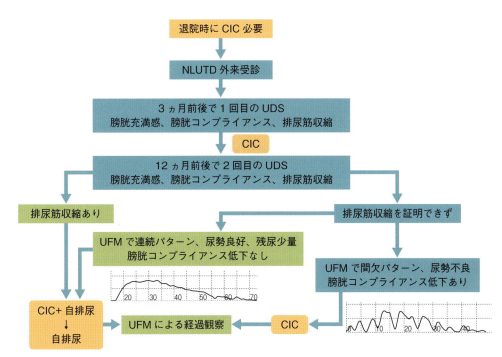

【図3】 RH 後の NLUTD における尿路管理法の一例 (文献3より改変)

婦人科退院時に CIC であった症例を NLUTD の専門外来で診療する方針としています。現状を正しく認識してもらうことを目的として初回の UDS 時に検査所見に加えて排尿生理についてわかりやすく説明します。術後1年目で UDS を再検し、排尿筋収縮が証明されれば随意排尿とし、間欠導尿の回数を漸減させ離脱させます。一方、UDS 時には検査環境の影響で排尿できないこともあります。この場合には、複数回の尿流測定（uroflowmetry：UFM）を実施して連続パターンであれば随意排尿の方向、間欠パターンであれば間欠導尿を継続する方向とします。自排尿に至った場合には尿排出状態の経過観察として、CIC 継続となった場合には CIC 離脱の可能性の評価として UFM を定期的に行います。

られることが明らかとなり、排尿筋過活動を認める症例では高率（〜77%）に多発脳梗塞が認められます。さらに、基礎的・臨床的検討から、排尿筋収縮力の低下のみならず、尿道抵抗増大（弛緩不全、32% 前後）も糖尿病性 NLUTD の病態に関与することが明らかとなっています。

3 原発性膀胱頸部閉塞

膀胱頸部レベルの機能的閉塞と考えられており、下部尿路症状を訴える女性の＜1〜3%、膀胱出口部閉塞と診断された女性の 9〜16% とされています。診断には、透視下での UDS が必要であり、高圧の排尿筋収縮を認めるにもかかわらず膀胱頸部が開大しないことで診断されます。治療としては、α1 遮断薬投与により 50〜60% の症例である程度の改善が認められるとされますが、改善不良な場合には経尿道的膀胱頸部切開術が選択されます。

4 Fowler 症候群

英国の神経内科医である Fowler が 1988 年に若年女性の尿閉の原因として報告した症候群です[5]。外尿道括約筋の原因不明の活動亢進により尿道求心路の活動が亢進し、膀胱充満知覚低下、膀胱容量増加、排尿筋収縮障害が生じます。外尿道括約筋筋電図で"complex repetitive discharge"と"decelerating burst"という特徴的な所見を呈するとされます。また、導尿時の疼痛が強く、抜去時に"gripping sensation"を有することも本症候群の特徴の一つです。治療としては、仙骨神経刺激療法が第一選択ですが、残念なことにわが国では未承認です。

5 産後尿閉

顕性尿閉が 0.2〜4.9%、不顕性尿閉が 9.7〜37%、持続的尿閉が 0.05〜0.07% とされます[6]。硬膜外麻酔（排尿反射抑制）、分娩第 1 期や 2 期の延長（胎児頭による陰部神経や骨盤神経の圧迫）、膀胱過伸展、腟や会陰部浮腫（尿道圧迫）などが原因と考えられています。診断基準は、顕性尿閉では出産後（帝王切開の場合は尿道留置カテーテル抜去後）6 時間経過時点で膀胱内尿量が 400〜600 mL であるにもかかわらず排尿が認められない、不顕性尿閉では排尿効率 < 50% あるいは残尿量 > 150 mL です。

予防としては、膀胱過伸展を避けるため、6 時間以上排尿のないまま放置しないことが重要で、疼痛対策、会陰部の浮腫対策、歩行、排泄介助、便秘予防、時間排尿（3〜4 時間ごと）も必要です。

治療としては、尿道カテーテル留置（1〜3 日程度）や CIC を行います。顕性尿閉では 72 時間以内に 30〜100% が改善し、不顕性尿閉では 2〜5 日以内に 90% 以上が正常化するとされています。

6 尿道憩室

30〜60 歳代に好発し、下部尿路症状を訴える女性の < 10% の頻度とされます。3D's と言われる、Dysuria（排尿時痛、55%）、Postvoid Dribbling（排

尿後尿滴下、27%)、Dyspareunia（性交時痛、16%）の他、再発性尿路感染症を 40% 程度で認め、尿路感染症を繰り返す女性では尿道憩室を鑑別診断に挙げる必要があります。憩室感染により憩室が大きくなると尿排出障害や尿閉をきたす場合があります。尿道憩室の診断には MRI が有用であり、部位、大きさ、性状が詳細に評価可能です。治療としては経腟的尿道憩室切除術が行われます。

〈引用・参考文献〉

1) Chapple, CR. et al. Terminology report from the International Continence Society (ICS) Working Group on Underactive Bladder (UAB). Neurourol Urodyn. 37 (8), 2018, 2928-31.
2) Gammie, A. et al. Signs and Symptoms of Detrusor Underactivity : An Analysis of Clinical Presentation and Urodynamic Tests From a Large Group of Patients Undergoing Pressure Flow Studies. Eur Urol. 69 (2), 2016, 361-9.
3) Sekido, N. et al. Impact of Adjuvant Radiotherapy and Reversibility of Neurogenic Bladder on Bladder Storage Function and Impact of Urethral Resistance on Bladder Emptying Function after Radical Hysterectomy. Open Journal of Urology. 7 (12), 2017, 252-65.
4) 関戸哲利. 糖尿病性神経因性膀胱. 糖尿病と腎疾患 2015. 78 増刊. 腎と透析. 2015, 449-53.
5) Fowler, CJ. et al. Abnormal electromyographic activity (decelerating burst and complex repetitive discharges) in the striated muscle of the urethral sphincter in 5 women with persisting urinary retention. Br J Urol. 57 (1), 1985, 67-70.
6) Lim, JL. Post-partum voiding dysfunction and urinary retention. Aust N Z J Obstet Gynaecol. 50 (6), 2010, 502-5.

Section 5 膀胱炎

大阪暁明館病院 泌尿器科 医長　松下千枝

Point

1. 急性単純性膀胱炎は性的活動期の若年女性に見られます。
2. 繰り返す膀胱炎は、解剖学的問題や他の疾患の可能性があり、基礎疾患のある膀胱炎を複雑性膀胱炎と言い、併せて慢性膀胱炎と呼びます。
3. 再発を繰り返す膀胱炎には予防投与も検討します。
4. 膀胱炎治療には第一世代セフェム系経口薬やAMPC/CVAが推奨されています。
5. 膀胱炎治癒後の心因性頻尿に注意しましょう。

1 膀胱炎とは

　頻尿、排尿時痛、残尿感、尿混濁、下腹部不快感などの症状を呈する膀胱の炎症です。その臨床経過により急性と慢性に、発症にかかわる基礎疾患があると複雑性、基礎疾患がないと単純性に分類されます。女性の膀胱炎は単純性膀胱炎と再発性膀胱炎、再感染による膀胱炎、尿の流れを障害する解剖学的問題（腫瘍、結石）やカテーテルなどの異物、神経因性膀胱などの機能障害があり膀胱炎を発症する複雑性膀胱炎が挙げられます。一般的には既往歴がなく妊娠していない成人閉経前女性の膀胱炎は単純性膀胱炎、その他は複雑性膀胱炎と考えます。通常、単純性の場合は急性、複雑性では慢性の臨床経過をたどります。膀胱炎では原則として発熱を伴いません。

2 病因・病態

女性に多い膀胱炎

　尿道にはたいてい少量の菌が存在し、性交などの機械的な刺激・動きが菌を膀胱内へ運びます。いったん膀胱内へ入った菌は増殖し、膀胱粘膜に炎症を起こし、膀胱炎を引き起こします。女性では外尿道口が腟前庭に開口していて汚染を受けやすいうえに、尿道が男性と比較して短いという解剖学的特徴から、女性の罹患率は男性の5～6倍とされています。

　急性単純性膀胱炎の多くは20歳代を中心とする性的活動期にピークが見られ、閉経前後の中高年期にもう一つのピークがあるのが特徴です[1]。

膀胱炎になる要素

　起因菌としては多くの場合は大腸菌であり、その他は *Staphylococcus saprophyticus* 8、*Klebsiella sp.*、*Proteus mirabilis* などがあります。腸球菌が検出された際は、他院で既に抗菌薬が使用されてきたと考えます。多くの場合の原因菌である大腸菌も、遺伝子の違いによって膀胱炎を起こすものもあれば腎盂腎炎の原因になるものもあり、膀胱炎が先行しない腎盂腎炎が見られるのはこのためです。

　しかし、菌の侵入があっても必ず膀胱炎になるわけではありません。なぜなら、尿道以外の尿路粘膜には、菌に対する種々の防衛機構があるからです。逆に言うと、侵入しただけで簡単に膀胱炎になるわけではありません。尿道以外の尿路粘膜は、菌の定着に対する種々の防衛機構をもっているとされ、具体的には尿の物理的・化学的性状（浸透圧、pH、有機酸）、尿路粘膜の殺菌作用、細菌の付着に対する抵抗性、免疫機構などが存在するからです。これらの機構は加齢とともに衰えていくとされていて、これらの機構が破綻することで膀胱炎を起こしやすくなります[2]。また、菌が増殖するためには、膀胱内に尿が長時間留まることが必要になります。つまり脱水状態で尿を産生しない時間が長くなればなるほど、当然膀胱内に尿がたまらず、その結果尿意も生じないためトイレに行かない、などがあれば膀胱炎が起こりやすくなります。また、膀胱に尿が多量にたまる（＞600mL）、膀胱が高圧になる

などで膀胱壁が極度に伸展すると、膀胱血流が低下し、免疫力が低下するため感染を起こしやすくなります。

　また、尿を物理的に押し流す作用は膀胱カテーテルの使用で障害されるため、膀胱カテーテルの使用は1回でも膀胱炎の原因となり得ます。尿が残りやすい患者も、それが原因で膀胱炎を繰り返します。膀胱内で菌を増殖させないという観点からも、膀胱から完全に尿を排出し、残尿を作らない機能は非常に重要です。

　便秘・下痢・月経・性交など、侵入する菌の量が増加することもまたリスクを高めます。加齢に伴って女性ホルモンが減少すると、腟内pHが変化して腟内の大腸菌が増殖するため、女性ホルモンの低下も膀胱炎のリスクを高めます。

3 診断

　膀胱炎の診断は、典型的症状＋尿中白血球により容易に診断できます。また、尿培養を行い、一定量以上の細菌が存在することを証明するのも効率的な診断と言えます。尿中に白血球が存在する状態を膿尿、細菌が存在する状態を細菌尿と言います。

膿尿

　膿尿は、白血球50〜100/mL、または尿10mLを1,500回転で10分間遠心して得られた沈査をスライドガラスに載せて鏡検する尿沈渣法では、400倍視野に白血球が5個以上、計算盤法やフローサイトメトリー法などの非遠心尿を用いた評価法では1μLあたり10個以上で有意と判定します。膿尿の簡易検査であるエステラーゼ反応は、偽陽性、偽陰性率が高いため、臨床的に膀胱炎が疑われ、あとは膿尿を確認するだけといった状況で使用するのがよいでしょう。

細菌尿

　通常、膀胱内の尿は無菌ですが、尿道や尿道口付近を完全に消毒することは不可能なので、採尿時に細菌汚染が生じます。汚染を避けるために中間尿を採取することとされていますが、適切に採取されていることは予想以上に

少ないとされているため注意が必要です。正しい中間尿採取方法は、陰部を清浄綿で拭き、陰唇をしっかり広げ、排尿の最初の部分を採取せず、途中のものを採取することです。

　細菌尿が検出されたときに、それが汚染によるものかを知るには細菌の定量化が必要となります。定量化を行い、菌＞ $10^{2~5}$ CFU/mL であれば汚染ではなく、膀胱炎の原因菌であると考えることができます。一般的な尿路感染症では 10^5 CFU/mL が基準となりますが、膀胱炎は菌量が少ないため、10^2 CFU/mL で有意とされています[3]。

その他の症状

　また、一般的には単一の菌による感染症であることが多いため、複数の菌が、特にどの菌が優位であるということもなく存在するときは、通常は採尿時の汚染と考えてよいでしょう。しかし、細菌尿が認められても、まったく症状のない「無症候性細菌尿」は妊娠中、好中球減少時、泌尿器科処置前などの特殊なケースを除けば治療の必要はないとされています。また、尿路外の炎症性病変（虫垂炎、骨盤内膿瘍、腸腰筋膿瘍など）でも尿中白血球は増加するので、注意深く症状を聞き取ることが重要です。

4 鑑別診断

　腎盂腎炎、尿道炎、外陰部・腟炎が鑑別に挙がります。腎盂腎炎も、排尿時痛や頻尿といった膀胱炎様症状を呈することがあります。膀胱炎様症状に、悪寒・発熱、肋骨脊椎角叩打痛（CVA tenderness）、悪心・嘔吐、血圧低下などの随伴症状がないかを確認しましょう。

尿道炎

　尿道炎の原因は、クラミジア、淋菌などです。頻尿や尿意切迫感に加え、腟分泌物の増加などがあり、膿尿はあるけれど尿培養を行うと菌＜ 10^2 CFU/mL となります。クラミジア、淋菌の主な攻撃対象は尿道よりも子宮頸部、腟など婦人科臓器のため、疑った場合は積極的に婦人科にコンサルトする必要があります。

外陰部・膣炎

　外陰部や膣の炎症は、トリコモナスやカンジダ、単純ヘルペスが原因で、症状は陰唇や外陰部に集中します。膿尿もないため、排尿時痛があるのに膿尿がないのであれば、外診を行うことをお勧めします。また、糖尿病に処方されるSGLT2阻害薬は、尿への糖の排泄を促進するため、尿路性器感染症の副作用が見られます。外診を行い、外陰部に炎症が見られれば、内科医にコンサルトしてください。

膀胱炎様症状

　膀胱に腫瘍や結石があったり、膀胱尿管移行部付近に結石がある場合に膀胱炎様症状が続く場合があります。改善しない、再発を繰り返す、改善しても血尿が続くなどの場合は膀胱鏡検査や、画像診断を行いましょう。

　また、尿道憩室があると膀胱炎と似た症状を呈します。膀胱炎症状に加え、尿線偏移、性交時痛、尿道からの排膿の既往があればMRIでの精査を行いましょう。骨盤臓器脱（pelvic organ prolapse：POP）、特に膀胱瘤があれば残尿が増え、膀胱炎を生じやすくなります。よく問診し、帯下の増加や悪臭、外陰部の掻痒感、排尿時に陰部がしみる症状がないか、会陰部にピンポン玉が挟まったような症状がないかなどを確認し、症状があれば外診を行いましょう。

5　再燃性膀胱炎

　まずここで膀胱炎の「再発」と「再感染」の違いを確認します。①再発：前回と同じ菌、薬剤感受性も同じものによる感染が2週間以内に生じること、②再感染：一度治癒した膀胱炎が、治療終了後2週間以上経過してから生じることを指します。再発性膀胱炎の際は、感染源、解剖学的異常の有無を検討し、複雑性膀胱炎の精査を行います。症状が軽快しているのに検尿所見が改善しない場合は、採尿時の汚染がないか慎重に検討してください。

6 複雑性膀胱炎

　尿路の解剖学的異常、代謝上の問題（糖尿病、慢性疾患）、耐性菌の問題などをもつ膀胱炎を複雑性膀胱炎と言います。複雑性膀胱炎や、再燃を繰り返す膀胱炎を総称して慢性膀胱炎と呼んでいます。複雑性膀胱炎では、尿道狭窄や膀胱憩室、神経因性膀胱などの異常がないかを調べるために、膀胱鏡検査や画像検査、尿流動態測定などを必要に応じて行います。

7 治療

単純性膀胱炎

　単純性膀胱炎は、抗菌薬治療に概ね良好に反応します。ニューキノロン系は有効ではありますが、耐性のある大腸菌が増えており、かつ緑膿菌感染などへの貴重な治療薬であるため、膀胱炎にはできるだけ使用しないこととされています[4]。また、欧米のガイドラインではST合剤が第一選択とされていますが、わが国ではST合剤は他剤が無効または使用できない場合にのみ投与を考慮するよう警告されており、第一世代セフェム系経口薬やAMPC/CVAが推奨されています。第一選択はセファレキシン（L-ケフレックス®）250mg 4T 分2もしくはアモキシシリン・クラブラン酸（オーグメンチン®）3T 分3を3〜7日間が好ましいでしょう。ニューキノロン系、ST合剤の場合は尿培養の結果を考慮などして3日間処方します。

複雑性膀胱炎

　複雑性膀胱炎に対しては、最短でも7日間治療を行いますが、妊婦や妊娠の可能性がある場合は、ST合剤を避けてセフェム系を選択します。単純性膀胱炎は通常、1〜2日で臨床症状の改善を認めますが、症状の改善を認めない場合は、治療開始時に提出していた尿培養の薬剤感受性に基づき、抗菌薬の変更を行います。

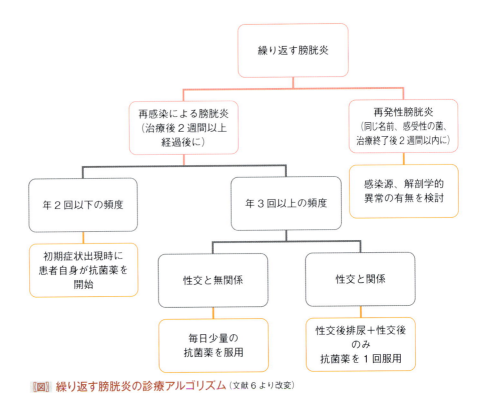

〖図〗 繰り返す膀胱炎の診療アルゴリズム (文献6より改変)

複雑性膀胱炎の場合は、単純性膀胱炎と同様の抗菌薬を1〜6週間続け、また同時に解剖学的検討も進めます。治療終了後1〜2週間後に尿培養で陰性化を確認してください。

再感染による膀胱炎

治療後2週間以上経過した後の再感染による膀胱炎は、回数により予防投与も考慮されます。半年に2回以上生じる場合は、治療後に予防投与も考慮します（〖図〗）。ST合剤（バクタ®）半錠を毎晩か週に3回6ヵ月服用や、セファレキシン（ケフレックス®）250mgを毎晩6ヵ月服用などが推奨されています。予防投与継続中は、尿培養を毎月、また、症状が出れば、その時点で行います。有効性が認められなければ抗菌薬を変更します。再発が性行為と関係がある場合は、性交後排尿＋性交後のみST合剤半錠やセファレキシン（ケフレックス®）250mgなどの抗菌薬1回服用が推奨されています[3,5]（〖図〗）。

8 生活指導

「おしっこを我慢すると膀胱炎になる」という言葉をよく耳にされると思いますが、これは本当でしょうか。膀胱炎は「菌の侵入」「菌の増殖」によって生じます。「菌の侵入」を防ぐには、陰部を清潔に保つこと、そして侵入した菌は外に出すことです。便秘・下痢・月経・性交など陰部の菌が増える状況では、陰部を清潔に保ち、パッドやナプキンを使用しているなら、まめに交換をしましょう。性交の後に排尿をすることが推奨されていますが、そのためには性交前後にしっかり水分を摂ることが大切です。

また、侵入した菌を外に出すには、こまめに排尿をする必要がありますが、尿がたまっていなければ排尿はできません。「おしっこを我慢してはいけません」と指導してしまうと、ただただ何度も排尿してしまい、さらには改善したあとに心因性の頻尿になってしまうこともあります。膀胱炎になった際は、飲水量を増やすことで尿量を増やして菌を排出し、改善したらまた通常の排尿生活に戻るように心掛けてもらいましょう。もちろん、膀胱がはちきれそうになるまで我慢してはいけません。

また、侵入した「菌の増殖」を防ぐためには抵抗力をつけることも肝要です。寝不足、過労、ストレスを避けるようにしましょう。また、そういう状況では飲水を控える傾向にあります。疲れていると思ったら、飲水することを思い出すようにしてもらいましょう。

9 まとめ

「たかが膀胱炎、されど膀胱炎」、正しい知識をもって、膀胱炎の治療にあたりましょう。

〈引用・参考文献〉
1) 日本感染症学会ほか. 抗菌薬使用のガイドライン. 東京, 協和企画, 2005, 138.
2) 青木眞. レジデントのための感染症診療マニュアル. 第3版. 東京, 医学書院, 2015, 582.
3) Fihn, SD. Clinical practice : Acute uncomplicated urinary tract infection in women. N Engl J Med. 349 (3), 2003, 259-66.
4) 岡秀昭. 感染症プラチナマニュアル 2018. 東京, メディカルサイエンスインターナショナル, 2018, 231.
5) Hooton, TM. Clinical practice. Uncomplicated Urinary Tract Infection. N Engl J Med. 366 (1), 2012, 1028-37.
6) Stamm, WE. et al. Management of urinary tract infections in adults. N Engl J Med. 329 (18), 1993, 1328-34.

Section 6 間質性膀胱炎

国立国際医療研究センター 泌尿器科医長 **新美文彩**

> **Point**
> 1. 間質性膀胱炎は頻尿・膀胱痛を伴う原因不明の難治性疾患であり、一部は厚生労働省の指定難病となっている。
> 2. ハンナ病変と呼ばれる粘膜のびらんを伴う「ハンナ型」と伴わない「非ハンナ型」に大別され、2つの病型は病態や治療方針が大きく異なる。

1 はじめに

間質性膀胱炎（interstitial cystitis：IC）は「膀胱の非特異的な慢性炎症を伴い、頻尿・尿意亢進・尿意切迫感・膀胱痛などの症状により著しくQOLを低下させる原因不明の疾患」であり、わが国の患者数は約4,500人と推定されています。本疾患と診断されるには、他の器質的な疾患を伴わないことが前提となります。粘膜のびらんを伴うハンナ型と伴わない非ハンナ型に二分されます。重症のハンナ型ICは泌尿器科領域で唯一の厚生労働省の指定難病となっています。

2 診療・治療の流れ

東アジアのガイドライン[1]では下記の流れで診療を行うことが推奨されています（図1）。

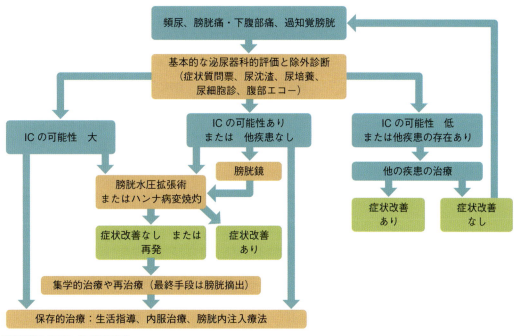

【図1】 診療・治療の流れ

3 診断

除外診断

本疾患は膀胱に影響を与えるような他の器質的疾患を除外することが必須となっています。下記の疾患は除外診断を行うべき疾患であり、これらが除外できるかどうかを念頭に置いて病歴の聴取や尿検査、尿培養、尿細胞診、採血などを行います。

除外診断を行うべき疾患

膀胱がん、細菌性膀胱炎、放射線性膀胱炎、結核性膀胱炎、薬剤性膀胱炎、膀胱結石、前立腺肥大症、前立腺がん、前立腺炎、尿道狭窄、尿道憩室、尿道炎、下部尿管結石、子宮内膜症、腟炎、神経性頻尿、多尿。

症状の程度の評価

除外診断と同時に、症状の程度の評価を行います。国際的に使用されている評価法にO'Leary-Santの症状スコア・問題スコアという、ICの自覚症状

〖表1〗 O'Leary-Sant の症状スコア・問題スコア（文献2より改変）

	O'Leary-Sant 症状スコア（OSSI）	
	この1ヵ月の間についてお答えください。	
質問	症状	点数
1	急に我慢できなくなって尿をすることが、どれくらいの割合でありましたか？	0 まったくない 1 5回に1回の割合より少ない 2 2回に1回の割合より少ない 3 2回に1回の割合くらい 4 2回に1回の割合より多い 5 ほとんどいつも
2	尿をしてから2時間以内に、もう一度しなくてはならないことがありましたか？	0 まったくない 1 5回に1回の割合より少ない 2 2回に1回の割合より少ない 3 2回に1回の割合くらい 4 2回に1回の割合より多い 5 ほとんどいつも
3	夜寝てから朝起きるまでに、ふつう何回、尿をするために起きましたか？	0 0回 1 1回 2 2回 3 3回 4 4回 5 5回かそれ以上
4	膀胱や尿道に痛みや焼けるような感じがありましたか？	0 まったくない 2 たまたま 3 しばしば 4 だいたいいつも 5 ほとんど常に

	O'Leary-Sant 問題スコア（OSPI）	
	この1ヵ月の間では、以下のことでどのくらい困っていますか？	
質問	症状	点数
1	起きている間に何度も尿をすること	0 困っていない 1 ほんの少し困っている 2 少し困っている 3 困っている 4 ひどく困っている
2	尿をするために夜起きること	0 困っていない 1 ほんの少し困っている 2 少し困っている 3 困っている 4 ひどく困っている

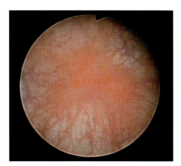
〖図2〗 ハンナ病変

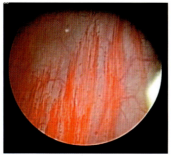
〖図3〗 非ハンナ型

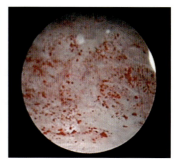
〖図4〗 非ハンナ型

質問票があります（〖表1〗[2]）。また、疼痛スケールとしての視覚的アナログスケール（visual analog scale：VAS）や数値評価スケール（numeric rating scale：NRS）も頻繁に使用されます。頻尿の評価を行ううえでは、排尿日誌が重要となります。

確定診断

　除外診断と症状の評価を行ったうえで、ICが疑われる場合は、確定診断として膀胱鏡または水圧拡張術による粘膜病変の確認を行います。内視鏡にて膀胱粘膜のびらん（〖図2〗）が認められる場合は、ハンナ型として分類します。ハンナ病変は膀胱鏡では、ぼんやりと薄ピンク色の粘膜に見え、一部分だけ浮腫状で小さな毛細血管が集まっているように見えるのが特徴です（〖図2〗）。膀胱後壁や側壁、円蓋部が好発部位で、三角部にできることは非常に稀です。

　ハンナ病変を疑う所見を認めた場合は、膀胱上皮内がんとの鑑別が困難なこともあるため、生検を行うことは両者を鑑別するうえで必須です。また、ハンナ病変が認められない場合で水圧拡張術後に出血（〖図3, 4〗）が認められる場合は非ハンナ型として、異常所見がない場合は過知覚膀胱として分類されていましたが[1]、ここ数年、病型分類についてゲノムレベルで解析が進んだ結果、ハンナ型とそれ以外（非ハンナ型）の2つのグループに分けて分類するほうが適切であろうという考え方に、国内外の研究者間では変化しつつあります[3]。ハンナ病変の有無により治療方針や治療反応性は大きく異なるので、膀胱鏡でハンナ病変を見逃さないことが重要です。

表2 日本間質性膀胱炎研究会の重症度分類 （文献4より引用）

重症度	基準
重症	膀胱痛の程度*が7点から10点　かつ 排尿記録による最大一回排尿量が100mL以下
中等症	重症と軽症以外
軽症	膀胱痛の程度*が0点から3点　かつ 排尿記録による最大一回排尿量が200mL以上

*膀胱痛の程度（0－10点）の質問

膀胱の痛みについて、「まったくない」を0、想像できる最大の強さを10としたとき、平均した強さに最もよくあてはまるものを1つだけ選んで、その数字に○を付けてください

0　1　2　3　4　5　6　7　8　9　10

重症度判定

ハンナ型の場合は症状に応じて重症度評価が行われます（表2 [4]）。

4　生活指導のポイント

　ICは食生活やストレスの影響を受けやすい疾患です。カプサイシンなどは膀胱粘膜を刺激するため、唐辛子などの刺激物・香辛料の多量の摂取や山椒など柑橘類の摂取を回避し、バランスのよい食生活を心掛けることが重要です。本疾患はストレスにて増悪することが知られており、特に非ハンナ型ではうつ状態や機能性身体症候群を認めることも多く、注意を要します。可能な限りストレスの原因を除去し、規則正しい生活を心掛けるように指導を行います。疾患についての患者教育は非常に重要です。医師と患者の信頼関係を築き、「慢性疾患」であるがゆえに、「病気を受け入れて、セルフマネジメントをしながらうまく付き合う」ことを理解してもらうことが肝要です。

5　手術療法

膀胱水圧拡張術

　基本的な器具や手技は経尿道的膀胱腫瘍切除術（transurethral resection

of the bladder tumor：TURBT）に準じます。ハンナ病変の有無の確認後、低圧（80cmH₂O 程度）、短時間（3 分程度）で膀胱を拡張します。圧力についてはポンプなどを使用する必要性はなく、灌流液を吊るす高さを患者の膀胱から約 80cm 上の位置にすることで調整が可能です。拡張時には膀胱粘膜の亀裂の有無などを観察します。拡張終了後に膀胱鏡で観察しながら、灌流液を排出させます。この際に膀胱粘膜から出血や点状出血を認めることがあります。非ハンナ型では膀胱の炎症はほとんどなく、粘膜も剥がれ落ちないので、水圧拡張術前の膀胱の見た目はほぼ正常です。非ハンナ型では水圧拡張術により約 50％の症例で症状改善（効果持続期間：約 6ヵ月〜1 年間）を得ることができます。

ハンナ病変焼灼術

TURBT と同じ手法で、電気メスでハンナ病変をごく浅く切除、蒸散、または凝固します。ハンナ型では水圧拡張術のみでは症状の改善は得られないことがほとんどであり、まずはハンナ病変を確実に焼灼することが症状改善につながります。ハンナ病変の治療に併せて水圧拡張術を行ったほうが、切除単独より治療成績がよいことが報告されています。90％の症例で一時的な症状緩和、40％で 3 年以上の症状消失[5]が見込まれます。

6 保存的療法

保存的療法はおもに薬物療法と電気刺激、行動療法に分けられます。いずれも根治的治療法ではなく症状緩和程度にとどまります。

7 内服療法

疼痛に対する対症療法

IC の疼痛は、炎症による侵害受容性疼痛という面と、神経障害性疼痛や侵害可塑性疼痛が複雑に混ざり合った状態と考えられています。

炎症による疼痛については、NSAIDs が有効ですが、NSAIDs でコントロール不良の場合は WHO の pain ladder に基づいて、トラマドール塩酸塩な

どの弱オピオイドの使用も積極的に検討します。また、神経障害性疼痛や侵害可塑性疼痛に代表される慢性疼痛に対しては三環系抗うつ薬（おもにアミトリプチリン）が42％程度の患者で効果を認めます。プレガバリンも有望な薬剤の一つとして考えられています。

頻尿に対する対症療法

抗コリン薬は効果がないことが多く、蓄尿時痛による頻尿の場合は鎮痛薬でコントロールを行うことが一般的です。ICは膀胱粘膜の原因不明の炎症の結果として頻尿・膀胱痛などの膀胱刺激症状をきたしています。炎症を除去しないで抗コリン薬を用いると排尿筋の収縮力を低下させるばかりでむしろ症状を悪化させるため、初療から頻尿の治療目的に抗コリン薬を用いることは避けるべきです。

その他の内服治療

ステロイド剤、抗ヒスタミン剤、pentosan polysulfate（日本未承認）などの投与も国内外で報告されていますが、いずれも保険適用はありません。

膀胱内注入療法

膀胱内注入療法はいずれも未承認のため保険適用はありません。ジメチルスルホキシド（DMSO）、ヘパリン、リドカイン、ステロイドなどの注入療法が研究されていますが、これまでの報告では一過性の症状改善効果を認める程度にとどまります。

8 難治症例に対する治療法

神経変調療法（neuromodulation）

仙骨のS3またはS4神経根を電気刺激することで膀胱痛におもに関与するC線維の求心性伝達路を抑制し、これにより疼痛の改善や排尿筋の活動を促す治療法です。

ボツリヌス毒素膀胱壁内注入療法

　A型ボツリヌス毒素は、神経筋接合部における神経終末内でのアセチルコリン放出抑制により神経筋伝達を阻害し、筋弛緩作用を示す薬剤です。知覚神経も遮断する作用があることが知られるようになり、ボツリヌス毒素膀胱壁内注入療法の試みが海外を中心に行われています。保険未承認です。

膀胱拡大術および膀胱全摘除術

　ハンナ型では繰り返す炎症により、低コンプライアンス膀胱となります（膀胱が炎症や線維化によって固くなり、膨らまなくなること）。これにより両側水腎症や腎機能低下などが起こるような場合、膀胱拡大術や膀胱全摘除術が必要になることがあります。非ハンナ型で症状の改善目的で手術を行っても20％程度でしか症状の改善を認めないため[6]、適応については慎重に考える必要があります。

9 おわりに

　ICでは他の疾患と混同され見過ごされているケースや、心因的なものと主治医に判断され無治療のまま放置されているケースが少なくありません。まずは先入観を捨て患者の主訴を傾聴し、ICの疑いをもち、膀胱鏡で粘膜所見を確認することが治療の第一歩となります。

〈引用・参考文献〉

1) Homma, Y. et al. Clinical guidelines for interstitial cystitis and hypersensitive bladder syndrome. Int J Urol. 16 (7), 2009, 597-615.
2) O'Leary, MP. et al. The interstitial cystitis symptom index and problem index. Urology, 49 (5A Suppl), 1997, 58-63.
3) Maeda, D. et al. Hunner-Type (Classic) Interstitial Cystitis : A Distinct Inflammatory Disorder Characterized by Pancystitis, with Frequent Expansion of Clonal B-Cells and Epithelial Denudation. PLoS One. 10 (11), 2015, e0143316.
4) 日本間質性膀胱炎研究会ホームページ. http://sicj.umin.jp/（2019年5月閲覧）
5) Niimi, A. et al. Hydrodistension with or without fulguration of hunner lesions for interstitial cystitis : Long-term outcomes and prognostic predictors. Neurourol Urodyn. 35 (8), 2016, 965-9.
6) Rössberger, J. et al. Long-term results of reconstructive surgery in patients with bladder pain syndrome/interstitial cystitis : subtyping Is imperative. Urology. 70 (4), 2007, 638-42.

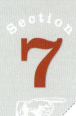

Section 7 泌尿生殖器瘻孔

昭和大学横浜市北部病院 女性骨盤底センター センター長　**嘉村康邦**

Point

1. 膀胱腟瘻（vesicovaginal fistula：VVF）の実態は、発展途上国と先進国では大きく異なります。
2. 先進国ではVVFの頻度は低いものの、患者の苦悩は甚大です。
3. VVFの治療の主体は手術で、大きく経腹と経腟のアプローチがありますが、後者のほうが低侵襲です。
4. VVF手術に習熟するのは難しく、地域ごとに患者を集約化し熟達した術者が手術するシステム構築が望ましいと思われます。

1 はじめに

　泌尿生殖器瘻孔とは、何らかの原因で尿路と生殖器の間に"穴"があいてしまった状態です。瘻孔があると尿は絶え間なく腟から流れ出るため、その女性は身体的にも、社会的にも、そして精神的にも大きな障害を受けます。瘻孔閉鎖術が成功し、尿漏れが治ると患者は想像以上に喜ぶため、その苦悩がとても大きなものだったことに気付かされます[1]。泌尿生殖器瘻孔は、発展途上国ではいまだにお産によるものが圧倒的に多く、ナイジェリアでは瘻孔の診断を受けた患者の平均年齢は15歳、分娩時間は平均4日間、死産が87％と報告されています[2]。まだ出産に耐えられる身体が出来上がっていない10代の女性が、レイプなどにより妊娠し、経腟分娩を行って瘻孔ができてしまうという悲惨な実態があるようです。一方、先進国では瘻孔は比較的稀な疾患で、婦人科手術後に生じることがほとんどです。訴訟問題を抱えていることもあり、医療者側にとっても頭を悩ませる疾患と言えます。泌尿生殖器瘻孔にはさまざまなものがありますが（表1）、本稿では最も頻度の高いVVFについて解説します。

表1 泌尿生殖器瘻孔の解剖学的分類

- 膀胱腟瘻（Vesicovaginal fistula）
- 尿道腟瘻（Urethrovaginal fistula）
- 膀胱子宮瘻（Vesicouterine fistula）
- 膀胱子宮頸部瘻（Vesicocervical fistula）
- 尿管腟瘻（Ureterovaginal fistula）
- 尿管子宮瘻（Ureterouterine fistula）
- 混合瘻（Combination fistula）
    - 膀胱尿管腟瘻（Vesicoureterovaginal fistula）
    - 膀胱尿管子宮瘻（Vesicoureterouterine fistula）
    - 膀胱腟直腸瘻（Vesicovaginorectal fistula）

2 先進国におけるVVFの発生頻度

　一般に先進国ではVVFは婦人科、泌尿器科、消化器外科などの手術後に起こるとされます。しかしそのほとんどは子宮摘出後に起こっています[3]。フィンランドのNational Databaseによる子宮摘出62,379件の集計では、VVF罹患率は1,000件の子宮摘出で0.8例と報告されています[4]。さらに医療機関でみると、アメリカUCLAで20年間に43例[5]、東京女子医大では1985～2013年で9例[6]と報告されており、稀な疾患と考えられます。術者サイドからみると、日本女性骨盤底医学会会員555名のうち126名（22.7%）が膀胱腟瘻閉鎖術の経験ありと答え、このうち77名（61%）が21年以上の医師経験を有していました。また11例以上の手術経験がある者は126名中わずかに5名（6.5%）であったと報告されています[7]。このようにVVFは発生頻度が低いため、膀胱腟瘻閉鎖術に習熟するのは難しいと言えます。

3 VVFの症状

　典型的なVVFの症状は、絶え間のない連続的な尿漏れです。通常、尿意切迫感は伴わず、腹圧上昇や体位変換などは尿漏れに関係しません。ただし典型的症状を呈さないVVF症例も少なくありません。VVFのサイズや開口する部位、腟の状態などでさまざまな尿漏れを呈します。例えば若年女性で骨盤底筋群の脆弱性がない場合、腟口をしっかり締めて尿漏れを防ぎ相当量を腟内蓄尿できることがあります。このような例では連続的尿漏れにはならず、ドライな時間がみられます。しかしこのような症例でも、就寝時には

大量の尿漏れを認めます。VVFがあるために尿路感染をきたしやすくなり、膀胱炎症状を訴える女性もみられます。この場合、尿意切迫感や頻尿、血尿などの症状を伴うことが多くなります。尿漏れが続くと陰部の皮膚炎をしばしば認めますが、これは尿中のアンモニアやリン酸が結晶化し皮膚を刺激することが原因と考えられています。

4 VVFの検査

　VVFの検査では、腟内視診と膀胱鏡検査が基本となります。一般に子宮摘出後の膀胱腟瘻は、膀胱三角部から腟断端に瘻孔を形成することが多く認められます。この場合、クスコ腟鏡で腟断端に瘻孔を同定できることが多いのですが、膀胱頸部付近の瘻孔ではより腟口に近い前腟壁に開口するため、後腟壁を鉤で圧定し、前腟壁を全体にわたり観察する必要があります。瘻孔が同定しにくいときは膀胱内にインジゴカルミンなどの色素を注入する方法があります。また腟内に生理食塩水を満たし、膀胱内にはバルーンカテーテルを挿入し空気を注入すると、腟内に気泡が出現しVVFが同定できる場合もあります。さらに膀胱鏡と腟内視診を同時に行うと瘻孔が発見しやすくなります。いずれにしても瘻孔の部位とサイズを術前に十分把握しておくことが非常に重要となります[8]。画像診断では膀胱鏡検査、MRI、膀胱造影などを行います（図1、図2）。また膀胱腟瘻に尿管腟瘻を合併していることもあることから、排泄性尿路造影などによる上部尿路のチェックを必要に応じて

a　膀胱鏡　　　　　　　　　　　　　　　　b　腟内視診

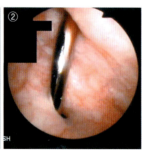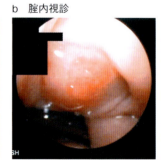

図1　膀胱鏡と腟内視診
a　膀胱鏡
　　a-①　膀胱内後三角部正中よりやや右側に瘻孔を認める。
　　a-②　腟内から瘻孔に外科ゾンデを挿入し、膀胱内を観察している。
b　腟内視診
　　　　腟断端に肉芽組織があり、その左端に瘻孔を認める。

a　MRI
横断像

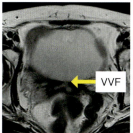
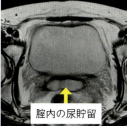

矢状断像

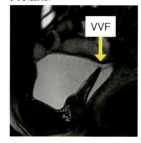

b　膀胱造影
側面像

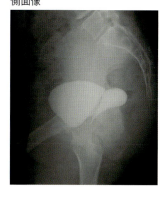

【図2】膀胱腟瘻の画像診断

施行します。大きなVVFの診断は容易ですが、症状からVVFが強く疑われても瘻孔が小さいと発見しにくいときがあります。このような場合、時間をかけ、場合によっては麻酔下に注意深く探索する必要があります。

5　VVFに対する保存的治療

　発症後まもなくのサイズの小さなVVFの場合、稀に自然閉鎖することがあります。発症直後で瘻孔路が瘢痕化しておらず、かつカテーテルによる尿のドレナージが良好で瘻孔に尿が流入しない場合、瘻孔路を覆うように膀胱壁の上皮化が起こり自然閉鎖すると考えられます。実際ピンホールのような小さなVVFで、2週間ほどの膀胱内カテーテル留置でVVFが自然閉鎖した例を著者も経験しています。カテーテル留置中は創傷治癒を促すため十分な栄養補給を行い、貧血があるならば改善させ、必要であればエストロゲンの局所投与を行います。ただし2〜4週間のカテーテル留置後にカテーテルを抜去しても尿失禁が持続する場合、自然閉鎖は期待できません。この場合カテーテルの再挿入はせず、パッドやおむつによる排尿管理を行います。一般的には局所の炎症がおさまり、感染のない状態で手術にもっていけるよう、

〘表2〙 経腟手術と経腹手術の特徴

経腟手術
・手術後回復が早い ・短い入院期間 ・コスメティックな問題が少ない

経腹手術
・経腟で到達できない場合 ・瘻孔が尿管口に近い場合 ・混合瘻（VVF＋尿管腟瘻など）の場合 ・膀胱拡大術が必要な場合

発症後約3ヵ月程度の期間を置くべきとされます。ただしこの3ヵ月という期間は経験的なもので、確固たる医学的根拠があるわけではありません。

6 VVFに対する手術療法

経腟手術と経腹手術の違い

　膀胱腟瘻閉鎖術には大きく分けて経腟手術と経腹手術の2つがあり、これらの特徴を〘表2〙にまとめました。一般に経腟手術は低侵襲で、術後回復は早く、短い入院期間で済み、体表に創がないため美容上も有利です。一方、経腹手術が適応となるのは、瘻孔の位置が経腟ではアプローチできない、瘻孔が尿管口に近く経腟では尿管損傷の危険がある、膀胱腟瘻と尿管腟瘻などが併存する混合瘻、さらには膀胱壁のコンプライアンスが低く膀胱拡大術が必要な症例などとなります。ただし経腟手術に習熟すると、その適応範囲は拡大します。たとえ瘻孔の位置が腟尖部の深い位置にあっても、多くの場合、瘻孔を牽引すれば手術操作は可能となります。牽引がうまくいかないほど癒着が強ければ、会陰切開を加えて瘻孔に到達することもできます。したがって、VVFと尿管口の距離が極めて近接していない限り、ほとんどのVVFは経腟的に閉鎖が可能と考えられます。紙面の都合から本稿では経腹手術は割愛し、以下に経腟的膀胱腟瘻閉鎖術について述べます。

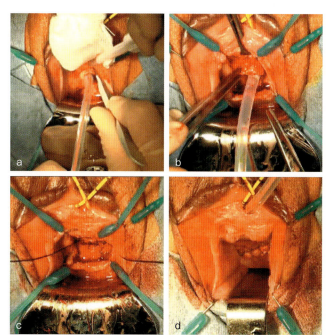

〖図3〗 経腟的膀胱腟瘻閉鎖術の実際

a 瘻孔よりバルーンカテーテルを膀胱内に挿入し、これを牽引しながら瘻孔路の腟粘膜に切開を入れている。

b 腟粘膜と膀胱壁の間の剥離が終了したところ。

c カテーテルを抜去後膀胱壁の瘻孔路をメッツェンバウムで完全に切除。写真は膀胱壁の2層縫合が終了したところ。

d 腟壁を縫合し、手術を終了。

経腟的膀胱腟瘻閉鎖術（〖図3〗）

①術野の確保

リングリトラクターなどを用い、腟内の視野を確保します。瘻孔の位置が尿管口に近ければ、膀胱鏡下に尿管カテーテルを挿入しておきます。

②瘻孔へのバルーンカテーテルの挿入

瘻孔のサイズにあったバルーンカテーテルを腟のほうから瘻孔に挿入します。バルーンを膨らませカテーテルを牽引し、瘻孔を可及的に術者側に牽引します。

③瘻孔周囲腟壁切開

腟粘膜に液性剥離を行ったのち、瘻孔周囲に腟壁全層の深さの切開を置きます。

④腟壁の剥離

瘻孔周囲の腟壁と膀胱壁の間を十分に剥離します。膀胱筋層を損傷することなく、かつ腟壁が薄くならないように慎重に剥離を進め、膀胱壁の十分な可動性を確保します。

⑤瘻孔路切除と縫合

　瘻孔に挿入されているバルーンカテーテルを抜去し、瘻孔路を剪刀で鋭的に切除します。瘢痕化した血流の乏しい硬い組織を完全に切除し新鮮な創としたのち、膀胱壁を吸収糸で結節縫合し、さらに2層目の筋層を結節縫合します。尿道カテーテルより膀胱内に色素を入れ、生理食塩水を50～100 mL程度注入し、縫合部に漏れのないことを確認します。

⑥腟壁縫合（閉創）

　腟壁を吸収糸で縫合閉鎖します。尿道カテーテルを留置し、2週間後、膀胱造影により尿漏れのないことを確認した後カテーテルを抜去します。なお、腟壁や膀胱壁の虚血が強く創傷治癒の条件が悪い場合は、Martiusフラップと言われる、大陰唇の脂肪を有茎で腟壁と膀胱壁の間に挿入する処置を加える場合もあります。

7　おわりに

　VVFは、頻度は少ないものの骨盤内手術後に起こり得る合併症の一つです。そして頻度が少ないために、婦人科医や泌尿器科医が閉鎖手術に習熟するのは難しいという問題があります。解決策としては地域ごとに指定の施設に患者を集約化し、熟達した術者が手術するシステム構築が望ましいのではないかと考えています。婦人科医、泌尿器科医がともに参加する日本女性骨盤底医学会のような場で議論を進めていくべきであろうと思います。

〈引用・参考文献〉
1) 嘉村康邦. 膀胱腟瘻の診断と治療：エキスパートに学ぶ女性骨盤底疾患のすべて. 臨床婦人科産科. 73 (1), 2019, 98-106.
2) Ibrahim, T. et al. Characteristics of VVF patients as seen at the specialist hospital Sokoto, Nigeria. West Afr J Med. 19 (1), 2000, 59-63.
3) 嘉村康邦. 膀胱腟瘻の治療について：泌尿器科医の立場から. 産婦人科手術. 26, 2015, 117-22.
4) Härkki-Siren, P. et al. Major complications of laparoscopy：a follow-up Finnish study. Obstet Gynecol. 94. (1), 1999, 94-8.
5) Goodwin, WE. et al. Vesicovaginal and ureterovaginal fistula：a summary of 25 years of experience. Trans Am Assoc Genitourin Surg. 71, 1979, 123-9.
6) 小内友紀子ほか. 当院において手術的治療を行った膀胱腟瘻9例の成績. 第15回日本女性骨盤底医学会 プログラム・抄録集. 2013.
7) 青木志保ほか. 膀胱腟瘻：アンケート集計結果からみた日本の現状. 日本女性骨盤底医学会誌. 9 (1), 2012, 12-4.
8) 高橋悟."膀胱腟瘻". 尿道腟瘻の手術. 東京, メジカルビュー社, 2010, 80-92.（新 Urologic Surgery シリーズ 5）.

性機能障害

杏林大学医学部付属病院 泌尿器科 学内講師 　金城真実

Point

1. 女性の性反応・性機能障害は男性と比較して、精神的・社会的・身体的因子が深く関与し複雑な状態を呈します。
2. 女性性機能障害（female sexual dysfunction：FSD）はオルガズム障害、性的関心／興奮障害、性器・骨盤痛／挿入障害、物質／医薬品誘発性性機能不全、他の特定される性機能不全、特定不能の性機能不全の6つに分類されます。
3. わが国においては性器・骨盤痛／挿入障害が最も多いとされます。
4. FSDの潜在患者は確実に存在し、積極的な啓発や介入が重要です。
5. FSDを合併しやすい、骨盤底障害を治療することにより性機能が改善あるいは悪化する可能性があります。

1 はじめに

　男性の性機能に関しては諸外国のみならず、わが国においても比較的研究は盛んですが、そのパートナーである女性性機能に関しての研究は少ないのが現状です。わが国においては中高年以降の性生活が比較的重要視されない、また性に関する話題をすること自体がタブー視されている社会風潮も影響していると推測されます。

　また女性の性反応・性機能障害は男性と比較して精神的・社会的因子、内分泌学的変化との関連が強く、そのことが身体的因子にも深く影響し、より複雑な状態を呈すると考えられています。世界的にもFSDに関してさまざまなガイドライン[1]が提唱されており、わが国でも日本産科婦人科学会から『産婦人科診療ガイドライン：婦人科外来編2017』[2]に記載がありますが、低エストロゲン状態が原因の性交疼痛障害以外の治療はセックスセラピー専門医での管理を勧めるとしています。わが国でのFSDへの治療介入は

遅れているとされますが、日本人はパートナーがいても性生活そのものがない場合が少なくないこともその一因と言えるでしょう。コンドームブランドのDurex社が行った、グローバル・セックスサーベイ[3]において日本のセックスの頻度は群を抜いて世界最低という結果でした。科学的な価値は低いとされながらも、セックスレスという日本特有の単語があることも裏付けとなります。

2 女性の性反応（sexual response）

　　Masters and Johnsonによると人間の性反応は血管系、筋肉系の変化とこれらをつなぐ神経系の反応であるとされ、興奮期→平坦期→オルガズム期→消退期という4つの過程からなることが明らかになりました[4]。その後Kaplanにより欲求相、興奮相、オルガズム相の三相概念が定着します[5]。女性では性的興奮が起こると骨盤内の血流が増加し、外陰、腟が発赤・腫脹し、腟潤滑液が流出（lubrication）します。このとき、陰核の血流増加により陰核の隆起も生じます。さらに骨盤底筋群、特に腟周囲の筋肉が緊張・伸展すると腟入口部が拡張し、性交が可能となり、リズミカルな収縮運動が生じます。やがてこれらの収縮運動を収束させる交感神経の反射であるオルガズムに達し、その後、骨盤底筋群は収縮を反復しながら弛緩し、骨盤内の充血が解除されます。男性の性反応は3段階が連続的に進みますが、女性ではより複雑で直線的ではなく円環状に進み、感情やパートナーとの関係性に強く影響されます。

3 性ホルモンと性機能

　　性ホルモン、特にエストロゲンは性機能に大きく影響します。エストロゲンレベルが低下すると腟・外陰粘膜は薄くなり萎縮します。萎縮により性的興奮時の腟潤滑液の分泌が低下し、性交痛が生じやすくなります。また腟粘膜の萎縮は感染や炎症を起こしやすくし、症状を助長します。性交痛が重なると性的関心・興奮が抑制され、その結果さらに性交痛を悪化させてしまうという悪循環が生じます[6]。エストロゲンの前駆物質であるテストステロンは、女性では血中濃度は微量ながら性欲に関与すると考えられています[7]。

閉経関連泌尿生殖器症候群（GSM）という新たな用語

更年期以降の性ホルモンの減少による腟・外性器と下部尿路に生じる問題を包括的に診断する目的で、国際女性性機能学会と北米閉経学会が閉経関連泌尿生殖器症候群（genitourinary syndrome of menopause：GSM）という用語を提唱しています[8]。性器症状（腟乾燥感、外陰・腟部掻痒感／灼熱感など）、性機能関連症状（性交痛、潤滑不全、性欲低下など）、下部尿路症状（尿失禁、尿意切迫感、排尿時痛、反復性尿路感染症など）の3つの症状群からなり、外陰腟萎縮（症）（vulvovaginal atrophy：VVA）（以前は萎縮性腟炎、老人性腟炎とも呼ばれていた）はGSMの一部になります。このGSMは慢性かつ進行性疾患であり、閉経後の半数以上の女性でGSMによるQOLの低下が明らかなため、より積極的な治療介入をしようという潮流です。

4 FSDの分類

米国精神医学会の最新の分類（diagnostic and statistical manual of mental disorder of 5th edition：DSM-5）（2013）によると〖表1〗のように6つに分類されます[9, 10]。

5 FSDのリスクファクター

FSDは単一の器質的疾患のみではなく、人間関係、ストレス、精神的な要因などの多因子が複合的に重なり合っていることが多い疾患です。〖表3〗にそのリスクファクターを示します[11]。

6 FSDの疫学

いずれの年齢層にも起こり得て、約40%の女性は何らかのFSD症状があるとされます。2005年に発表された正確な疫学的サンプリングで行われた世界29ヵ国、40〜80代の男女27,500人に行った調査での女性における結果は、性的関心・意欲障害が26〜43%、オルガズム障害が18〜41%、疼痛障

表1　FSDの分類（DSM-5、2013年）

① 女性オルガズム障害（female orgasmic disorder）
　1. オルガズムの著しい遅延、低頻度あるいは欠如
　2. オルガズムの感覚の著しい強度低下
　のいずれか1つ以上あることを示す。

② 女性性的関心／興奮障害（female sexual interest/arousal disorder）
　1. 性行為への関心
　2. 性的・官能的な思考・空想
　3. 性行為の開始
　4. 性的興奮・快楽
　5. 性的刺激への反応としての性的関心・興奮
　6. 性器ないし性器以外の感覚
　の項目のうち3つ以上が欠如あるいは著しく減少していることを指す。

③ 性器・骨盤痛／挿入障害（genito-pelvic pain/penetration disorder）
　1. 性交中の腟への挿入が困難
　2. 腟への挿入・挿入しようとしたときの性器・骨盤の著しい疼痛
　3. 腟挿入中あるいは前後における痛みに関する著しい恐怖や不安
　4. 腟挿入をしようとしたときの骨盤底筋群の著しい緊張・締め付け（以前の分類ではワギニスムス、腟けいれんとされていたもの）
　このいずれかが認められることを指す。

④ 物質／医薬品誘発性性機能不全
（substance/medication-induced sexual dysfunction）
嗜好品（アルコールなど）や種々の薬剤が原因と考えられる性機能障害を指す。原因となり得る薬剤を 表2 に示す。

⑤ 他の特定される性機能不全（other specified sexual dysfunction）
診断者が臨床像を把握しているが、①〜④には当てはまらない場合を指す。
例えば以前の診断基準には分類のあった性嫌悪障害など。
　＊一般的には少ないという理由で分類から外されたが、わが国では受診契機となることが少なくない。

⑥ 特定不能の性機能不全（unspecified sexual dysfunction）
診断者が病態を把握しておらず情報が不十分である場合に分類される。

表2　性反応を抑制する薬剤　（文献9より改変）

向精神薬	SSRI、抗うつ薬、ベンゾジアゼピン系薬、抗精神病薬、抗てんかん薬
内分泌系作動薬	経口避妊薬、GnRHアゴニスト、アロマターゼ阻害薬
循環器系作動薬	βブロッカー
その他	オピオイド

害が5〜22％と報告しています[12]。一般的には性的関心・興奮障害の罹患率が最も高いと報告されていますが、わが国では性器・骨盤痛／挿入障害の頻度が最も高いと報告されています[13]。これは諸外国と比較してわが国では比較的性生活が重要視されない背景により、性的関心・意欲がなくても苦痛とはならず、挙児を得るための性機能がより重要視されているからではないかと推測します。

表3 FSDのリスクファクター　（文献11より改変）

関係性因子	パートナーとの関係性、婚姻、性的虐待
疲労・ストレス	仕事、家庭環境、出産後
内分泌的因子	閉経（自然、外科的、薬物的）、更年期、糖尿病、高プロラクチン血症
精神科的因子	うつ病、不安症
産婦人科的因子	妊娠・出産、骨盤底疾患（骨盤臓器脱、尿失禁）、子宮内膜症、子宮筋腫、婦人科手術後（子宮全摘、卵巣摘出）、放射線治療後
神経内科的因子	中枢性：脊髄損傷、多発性硬化症、パーキンソン病、てんかん 末梢性：糖尿病
動脈硬化的因子	高血圧、高脂血症、糖尿病、心疾患、喫煙
その他	肥満、ボディイメージの低さ、慢性疼痛疾患（間質性膀胱炎、リウマチ、線維筋痛症）、慢性腎不全（透析）

7　FSDの診断と評価尺度

　既往歴（病歴、服薬歴、手術歴など）、性歴、社会的背景などの問診を行い、症状が6ヵ月以上継続し、そのために患者自身が苦痛な場合にFSDと診断します[9]。

　女性の性機能を評価する質問票で日本語の言語学的妥当性の検証がされたものはFSFI（Female Sexual Function Index）[14]（資料編p196参照）、SFQ（Sexual Function Questionnaire）[14]、PISQ-IR（Prolapse/Urinary Incontinence Sexual Questionnaire, IUGA-Revised）[15]（資料編p199参照）があります。

　分類③の性器・骨盤痛／挿入障害以外の症状では原則として腟内診は行いませんが、診断の参考になるため可能な限り行うことが望ましいと考えます。必要に応じて感染症の除外診断に尿検査、腟分泌物検査を行います。また血液検査（エストロゲン、プロゲステロン、LH、FSH等を含める）を行う場合もありますが、性機能の評価には推奨されておらず、更年期や閉経の診断目的となります。またテストステロン値も性機能の参考とはならないため推奨されません。

8　FSD の治療

　わが国における FSD で最も頻度が高いのが性器・骨盤痛／挿入障害です。原因にはさまざまなものがありますが、最も多くみられる低エストロゲン状態によるもの、すなわち前述した GSM に対しては局所エストロゲン補充療法（腟坐剤）が有効です[16]。腟坐剤が使用しにくい患者には、保険診療外となりますが、バストミン®軟膏も使用可能です。また子宮がんや乳がんなどエストロゲン禁忌の場合には保湿剤（moisturizer）のレプレンズ®や潤滑剤（lubricants）のリューブゼリー®などが使用可能です。レプレンズ®とリューブゼリー®はどちらも保険診療外ですが安全性が高く、市販されています。

　その他、明らかな場合には原疾患の治療（子宮内膜症、骨盤底疾患、慢性疼痛疾患など）や原因薬剤の減量・中止・変更を行うことにより FSD の軽減を認める場合もあります。

　一方で FSD は身体疾患だけではなく、心理的な要素も大きくかかわることが少なくありません。心理的な原因に対してはカウンセリング、行動療法、精神療法を中心とした治療となるため、セックスセラピーに長けた精神科医や専門医への受診を勧めることが望ましいです。日本性科学会ではセックス・カウンセラー、セックス・セラピストの認定制度により専門的な治療にあたっています。

9　骨盤底障害と FSD

　骨盤底障害（骨盤臓器脱〈pelvic organ prolapse：POP〉や腹圧性尿失禁〈stress urinary incontinence：SUI〉、過活動膀胱〈overactive bladder：OAB〉など）が FSD と関連していることは海外のさまざまな論文で示されていて、原疾患の治療をすると性機能も変化する（改善、悪化ともに）という報告も多数あります。当施設において POP、SUI の術前後、OAB の内服治療前後について調査しました。結果、治療により原疾患の症状はもちろん有意に改善しましたが、性機能は SUI、OAB では有意な変化はなく[17]、POP では性的興奮スコアのみで改善[18]を認めました。もともと治療介入前

から性生活を有する患者が少なく（性生活があったのは POP では 11.5%、SUI では 16.1%、OAB では 22.9%）、差が出にくいという背景がありました。治療後、性生活再開を期待しましたが、ほとんどの患者で疾患と性機能の関連性はないという結果でした。やはり日本人女性は性生活を重要視している人は少数派のようです。一方で、SUI の術前、手術により性機能に影響する可能性があることを説明した際、中止した患者さんもいました。特に不可逆的な治療となり得る手術治療の際には、性機能に変化（改善、悪化両方とも）の可能性があることを説明することが重要です。

Column

セックス調査の意味するものは？

　調査法の違いはありますが、セックス調査の比較を見ると、日本はセックス後進国のようです。冒頭で示した、Durex 社のグローバル・セックスサーベイ[3]によると、世界的には平均セックス回数 103 回 / 年、セックスの満足度 44% に対して、日本では平均回数は世界平均の半数以下の 45 回 / 年、満足度も 24% と、回数は群を抜いて最下位で満足度もかろうじて最下位から 2 番目でした。わが国で行われた、20〜60 代女性における複数回のインターネットサーベイ[19, 20]における特徴は、オルガズム障害は約 19% と平均的ですが、疼痛障害が 67〜73%、セックスレスが 34〜55% で、セックスのときに女性の約 70% が痛みを感じているという驚くべき結果でした。またこのような調査が行われるたびに、セックスレスの割合は上昇しています。単純に痛いからセックスレスになるのか、文化的に？セックスしないのか、忙しいから？家が狭くて？パートナーに飽きた？…いろいろ要素はありそうです。

　実際に女性泌尿器科医として診療に当たる際、疾患と性機能の調査を行ってもほとんどが「性生活はありません」との返事が返ってきます。平均年齢は確かに低くはありませんが、元気で若々しい人が多いので、性生活も豊かにしては？と思うこともあります。しかしながら、よく聞く答えは、「他にやることがあって忙しく（趣味やお仕事、孫の面倒をみるなど）、その気もありません」と。夫婦仲も悪くなさそうな人が多いので、やはり「大きなお世話」なのでしょうか。

〈引用・参考文献〉

1) https://www.gfmer.ch/Guidelines/Sexual_dysfunction/Sexual_dysfunction_mt.htm（2019年5月閲覧）
2) 日本産科婦人科学会／日本産婦人科医会. 産婦人科診療ガイドライン：婦人科外来編2017. 東京, 日本産科婦人科学会事務局, 2017, 257-9.
3) DUREX Co., Ltd. 2005 Global Sex Survey results. http://www.data360.org/pdf/20070416064139.Global%20Sex%20Survey.pdf#search=%27global+sex+survey%27（2019年5月閲覧）
4) Masters, WA. et al. Human sexual response. Boston, Little Brown, 1966, 366p.
5) Kaplan, HS. The new sex therapy. New York, Routledge, 1974, 560p.
6) 大川玲子. 更年期にみられる症状と心身医療. 日本心療内科学会誌. 17（2）, 2013, 93-9.
7) Shifren, JL. et al. Testosterone patch for the treatment of hypoactive sexual desire disorder in naturally menopausal women：results from the INTIMATE NM1 Study. Menopause. 13（5）, 2006, 770-9.
8) Portman, DJ. et al. Genitourinary syndrome of menopause: new terminology for vulvovaginal atrophy from the International Society for the Study of Women's Sexual Health and the North American Menopause Society. Menopause. 21（10）, 2014, 1063-8.
9) American Psychiatric Association. Diagnostic and Statistical Manual of Mental Disorders. 5th ed, Washington DC, Amer Psychiatric, 2013, 992p.
10) 大川玲子. 中高年女性の性機能障害. 日本女性医学学会雑誌. 20（1）, 2012, 115-8.
11) Latif, EZ. et al. Arriving at the diagnosis if female sexual dysfunction. Fertil Stril. 100（4）, 2013, 898-904.
12) Laumann, EO. et al. Sexual problems among women and men aged 40-80 y：prevalence and correlates identified in the Global Study of Sexual Attitudes and Behaviors. Int J Impot Res. 17（1）, 2005, 39-57.
13) 渡辺景子ほか. 日本性科学会カウンセリング室の相談者の動向. 日本性科学会雑誌. 29（1）, 2011, 37-50.
14) 高橋都. わが国で活用できる女性性機能の尺度の紹介：Sexual function questionnaire 日本語34項目版と female sexual function index 日本語版. 日本性科学会雑誌. 29（1）, 2011, 21-35.
15) 巴ひかるほか. 骨盤臓器脱, 尿失禁, 便失禁を伴う女性の性機能質問票（PISQ-IR）の日本語版作成と言語学的妥当性の検討. 日本泌尿器科学会雑誌. 105（3）, 2014, 102-11.
16) North American Menopause Society. The 2012 hormone therapy position statement of：The North American Menopause Society. Menopause. 19（3）, 2012, 257-71.
17) 金城真実. 泌尿器科診療における女性性機能 尿失禁治療により性機能は良くなるのか？ 日本性機能学会雑誌. 32（1）, 2017, 48.
18) Kinjo, M. et al. Sexual activity and quality of life in Japanese pelvic organ prolapse patients after transvaginal mesh surgery. J Obstet Gynaecol Res. 44（7）, 2018, 1302-7.
19) ニッポンのセックス. http://www.sagami-gomu.co.jp/project/nipponnosex/（2019年5月閲覧）
20) ジャパンセックスサーベイ. http://www.jex-inc.co.jp/learn/pdf/sexsurvey2013.pdf（2019年5月閲覧）

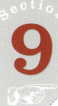

泌尿器疾患・その他

武蔵村山病院 泌尿器科 科長 **大川あさ子**

Point

1. 尿道カルンクルは女性の外尿道口にみられる良性のポリープです。
2. 尿道脱は尿道粘膜が全周性に外尿道口から脱出した病態です。
3. 陰唇癒着症は左右の陰唇が正中で癒着した状態で、低エストロゲン状態が関与しています。
4. 尿管異所開口は尿管が本来の尿管口以外の部位に開口した状態で、尿失禁や尿路・性器感染症の原因となります。

1 尿道カルンクル

　尿道カルンクルは女性の外尿道口にみられる良性のポリープで、閉経期以降の女性に認められることが多いのが特徴です。排尿後に拭いたときに紙に血液がついたり、下着に血液が付着して気がつきますが、症状のないものも多くみられます。陰部痛や頻尿を伴うこともあります。またカルンクルが大きい場合には尿線の散乱を認めたり、排尿困難を起こすこともあります。

　肉眼的には有茎性もしくは無茎性で、鮮紅色から暗赤色の、脆く軟性の結節状ポリープです。好発部位は尿道の後壁6時方向ですが、尿道前壁や尿道内に認められることもあります（図1）。

　組織学的には上皮下の急性および慢性炎症、浮腫、血管増生、線維化と上皮の過形成が認められます。

　病因はエストロゲン欠乏に伴う尿道粘膜の脱出や外傷と関連し、慢性炎症により出血、壊死、炎症性増殖をきたしたものと考えられています[1]。

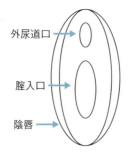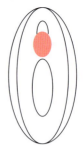

〖図1〗 尿道カルンクル

尿道カルンクルは有茎性もしくは無茎性で、鮮紅色から暗赤色の、脆く軟性の結節状ポリープです。好発部位は尿道の後壁6時方向ですが、尿道前壁や尿道内に認められることもあります。

診断

　外尿道口部にカルンクルの存在を陰部診察で確認します。尿道内にあるものについては尿道膀胱ファイバー検査を必要とします。鑑別診断として尿道脱、尖形コンジローマ、血管腫、尿道悪性腫瘍があります。

治療

　保存的に抗炎症作用のあるステロイド軟膏の塗布を行います。エストロゲンの局所投与も有効ですが、日本では市販されているものがないので施設で調剤する必要があります。多くの場合は保存的療法で症状をコントロールすることができますが、治療に反応しない場合や出血コントロールができない場合には外科的切除が行われます。再発も多いのが現状です。

2　尿道脱

　尿道脱は尿道粘膜が全周性に外尿道口から脱出した病態です。尿道の脆弱性が病因と考えられています[2]。閉経後の女性と初潮前の女児の二峰性に発症のピークがあります。エストロゲン分泌の多い成人女性では尿道脱が少ないためエストロゲン分泌が強く関与していると考えられています。また黒人女児の発症頻度は3,000人に1人ですが、アジア人では報告例が少なく、人種差があると考えられています[3]。初潮前では尿道とその周囲の組織が脆弱

なため脱出しやすいと考えられます。またわが国では少ないですが、諸外国では性的虐待を原因とするものが10%以上とされており、原因の一つとして考えておく必要があります[4]。

診断

外陰部の発赤した1〜2cmの腫瘤の中心に尿道口があり、ドーナツサインとも呼ばれています（図2）。脱出すると粘膜が絞扼して嵌頓しやすくなります。外陰部の出血だけでなく、痛みや排尿困難を伴うことも多く、尿閉になることもあります。確定診断には腫瘤の中心からネラトンカテーテルを挿入し、導尿できるかでつきます。便秘、喘息発作、呼吸器感染などの腹圧のかかる疾患や、外陰部の外傷が原因となることもあります。

治療

軽症の場合には用手的に還納します。尿閉になっている場合には間欠的な導尿もしくは尿道カテーテル留置が必要になります。エストロゲン軟膏は尿道の構造の脆弱性を改善させる働きがあります。また、発赤・腫張があれば抗炎症作用のあるステロイド軟膏を使用します。保存的治療で治療に成功しない場合や、腫張が強く粘膜が変色しているような症例では、外科的な粘膜切除が行われます。

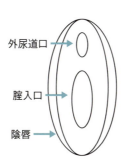 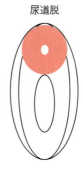

図2　尿道脱

尿道粘膜が全周性に外尿道口から脱出した病態で、外陰部の発赤した1〜2cmの腫瘤の中心に尿道口があり、ドーナツサインとも呼ばれます。

3 陰唇癒着症

陰唇癒着症は後天的に会陰部・左右の陰唇が正中で癒着した状態と定義されます。陰核の肥大を伴わず癒着の中央に縦線を認め、その線上に小孔が認められるのが特徴です（《図3、図4》）。好発年齢は乳幼児期と閉経後の2峰性に発症します。発症の背景には低エストロゲン状態が関与すると考えられ、腟粘膜の脆弱性や腟の自浄作用の低下による易感染性により、細菌感染や炎症が起こりやすくなり、治癒過程で陰唇が癒着すると考えられています。それ以外にもヘルペスによる外陰炎や[5]、硬化性萎縮性苔癬・びらん性陰部扁平苔癬により引き起こされることもあります[6]。

治療

小児では癒着が軽度であることが多いので、まず局所へのエストロゲンの塗布が行われます。副作用として一過性のことが多いですが、陰部の色素沈着・不正性器出血・乳房腫大がみられることがあり、長期に使用する場合には慎重に用いる必要があります。副作用は休薬により改善します。しかし日本では市販のエストロゲン軟膏剤がないため、施設で倫理委員会の承諾を得て、薬剤部でその都度調剤する必要があります。そのためステロイド軟膏剤による治療が行われる場合もありますが、副作用として発赤・疼痛だけでなく、カンジダ感染をきたすことで病状を悪化させることがあるので、長期の使用は避けるべきです。そのうえで改善がない場合には、癒着の鈍的剥離を

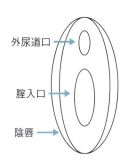

《図3》 陰唇癒着症
後天的に会陰部・左右の陰唇が正中で癒着した状態です。陰核の肥大を伴わず癒着の中央に縦線を認め、その線上に小孔が認められるのが特徴です。

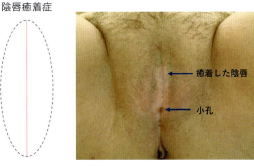

《図4》 陰唇癒着症
陰唇はほぼ全体が癒着を起こしており、後方に小孔を認め、この部分より尿の流出を認めました。

行います。

性的成熟期以降の症例では、癒着が高度であることが多く、排尿障害・陰部痛などの症状があるため、鋭的に剥離術を行う必要があります。また術後の再発が14〜20%にみられるため、再発予防に剥離術だけでなく陰唇外反固定術や創縁縫合を行う場合もあります。術後はエストロゲン軟膏の使用、局所の清潔、開口の確認をして予防していきます。

4 尿管異所開口

尿管異所開口は、尿管が本来の尿管口（膀胱三角部側角）以外の部位に開口した状態を言います。一般的には本来の尿管口よりも尾側への異所開口、特に膀胱頸部や尿道、あるいは生殖器系に開口する尿管を意味します（図5）。

発生機序は3つに分かれます。1つ目は尿管芽の増生が正常より尾側に発生したもの。2つ目は腎の形成および上昇が不完全なために、尿管開口部の頭側移動を起こさず中腎管とともに膀胱頸部に開口したもの。3つ目は尿管芽が2個発生して、通常尿管芽の1個は正常位をとりますが、もう一つの異常尿管芽は中腎管とともに下方に移動するため低位の異常開口（膀胱・尿道・腟・精巣上体）となったものです。この場合は重複腎盂尿管となります。

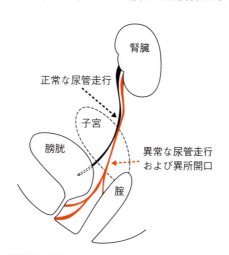

図5 尿管異所開口

尿管が本来の尿管口（膀胱三角部側角）以外の部位に開口した状態です。一般的には本来の尿管口よりも尾側への異所開口、特に膀胱頸部や尿道、あるいは生殖器系に開口します。開口部は男性では後部尿道47%、前立腺小室10%、精嚢33%であり、女性では尿道35%、腟前庭34%、腟25%です。

尿管が腟、遠位尿道などの括約筋より遠位側に開口した場合に持続性の尿失禁を生じます。その頻度は女性は男性の2.9倍であり、17％が両側性で、80％に重複腎盂尿管を伴います。その開口部は男性では後部尿道47％、前立腺小室10％、精嚢33％であり、女性では尿道35％、腟前庭34％、腟25％です。また男子に比べて女子に多いのが特徴です。

尿管異所開口の臨床症状には男女差があります。女子の尿管異所開口で、腟あるいは腟前庭への異所開口の場合は、尿管性尿失禁をきたします。これは、おむつが外れた後も少量の尿失禁が24時間だらだら続くことが特徴です。女子の膀胱頸部や尿道開口例では、膀胱尿管逆流症（vesicoureteral reflux：VUR）を起こしたり、尿管下端で通過障害を起こすことがあり、そのため再発性の有熱性尿路感染や、水腎症、水尿管症による腹部腫瘤が診断のきっかけになることもあります。男子では外尿道括約筋より近位に異所開口することが多く、女子のように尿失禁をきたすことは少ないですが、生殖器系への異所開口を起こした場合は精巣上体炎を起こすことをきっかけに診断されることもあります。

診断

CTや排泄性尿路造影（intravenous pyelography：IVP）、磁気共鳴画像による尿路造影（MR Urography：MRU）などで上部尿路を検索し、重複腎盂尿管や回転異常腎、腎の低形成などの有無を調べます。開口部ついては、膀胱尿道鏡により確認します。腟に開口している場合には、クスコによる腟内診だけでは確認しにくいため、腟造影なども行います。

治療

感染を繰り返したり、尿失禁を伴う場合に行われます。所属腎に機能がある場合には尿管膀胱新吻合術が行われます。すでに所属腎の腎機能が失われている場合には、腎摘除術の適応となります。

〈引用・参考文献〉
1) 長岡明. 尿道カルンクル. 臨床泌尿器科. 67(4), 2013, 309-10.
2) Richardson, DA. et al. Medical treatment of urethral prolapse in children. Obstet Gynecol. 59(1), 1982, 69-74.
3) Jerkins, GR. et al. Treatment of girls with urethral prolapse. J Urol. 132(4), 1984, 732-3.
4) Mitre, A. et al. Urethral prolapse in girls：familial cases. J Urol. 137(1), 1987, 115.
5) 松本真吾ほか. 苔癬化反応を認めた陰唇癒着症の1例. 西日本皮膚科. 76(4), 2014, 317-23.

Chapter 3

第 **3** 章

ケアの実際

Section 1 下部尿路症状を評価するための排尿日誌と残尿測定の活用

山梨大学大学院総合研究部医学域看護学系 健康・生活支援看護学講座 教授　谷口珠実

Point

1. 下部尿路症状があるときには、排尿日誌を記載し、残尿測定を行うことが必要です。
2. 排尿日誌と残尿測定を基に、蓄尿障害と排尿障害を区別します。
3. 骨盤臓器脱（pelvic organ prolapse：POP）・女性泌尿器科疾患の患者の訴えを聴き、排尿日誌と残尿測定と質問票を加えて患者の情報を解釈し、患者の抱える問題を検討することが大切です。

1 はじめに

　排尿は、生命を維持するために不可欠であり、出生時から生命が途絶えるまで機能を維持できることが望まれます。排尿のコントロールがつかない幼少児期を経て、成長する過程において神経や膀胱の成熟が進みます。身体の機能とは別の側面として、社会生活のなかで自分なりの排尿習慣を築いていきます。他人からは覆い隠された骨盤底に関連した症状や不具合について、患者がどのように問題に感じ、生活において困難を感じているかは、患者の置かれた状況の背景なども影響しています。それらの問題や困難への適切な対処方法を選択するためには、まずは症状の原因を知ることが必要です。

　下部尿路症状は患者の主訴に基づいています。主訴を把握するために、おもに質問票を用います。症状を把握するための過活動膀胱症状スコア（OABSS）（資料編p192参照）や主要下部尿路症状スコア（CLSS）（資料編p192参照）、ICIQ-SF（p33参照）と、その症状により生活にどのような影響が生じているかを把握するためのI-QOL、キング健康質問票（資料編p194参照）などがあります。しかし、主観だけではなく客観的な判断も統合して的確な治療やケア計画を導くことが必要です。そこで、下部尿路機能障害として蓄尿障害・排尿障害が生じているかを客観的に判断するために排尿日誌[1]と残尿測定を用います。

2 排尿日誌

排尿日誌の記載意義

　排尿の時刻、排尿量を24時間以上測定することは、排尿の状況を客観的に確認するために必要になります。

　下部尿路症状の診断ガイドラインでは、患者が正しく記録すれば正確な情報を得られること、症状の頻度や程度、生活への影響などの正確な評価が可能であると記述されており、診断を行う初期段階で排尿の記録を評価することは必須項目と位置づけられています[2, 3]。

排尿日誌の記載方法

　排尿日誌は基本として、排尿した時刻、1回排尿量、自尿かそれ以外（失禁や導尿）の排尿の状況、尿漏れの有無、起床と就寝時刻について記載します。排尿日誌は排尿機能学会のホームページからダウンロードできます（〖資料編参照〗）。

　排尿日誌は基本項目以外にも、排尿に関する日誌として、用紙の空欄に必要に応じた情報を追加して使用することができます。ここで言う必要に応じた情報とは、患者の主訴に伴い必要となる情報で、尿意切迫感の有無や飲水量と種類、服薬した薬剤の種類と服用時間、食事内容と量、運動量、外気温など、医療者が排尿に関連していると考えて評価したい項目を患者に記載してもらいます。

　例えば、排尿日誌で頻尿を認めた場合には、1回排尿量が少量なのか多量なのかを確認し、1日排尿量が適量であれば、膀胱の容量に起因した原因を考えます。1日の排尿量が多ければ多尿の原因が飲水量によるものか、1日の飲水量を測り、多飲・多尿が原因でなければ、多尿を引き起こす疾患や服薬、例えば糖尿病や利尿剤などの薬剤の影響に伴うものを考えます。

　排尿日誌は期間が長すぎると信頼性が低下し、診断のためには3日間から7日間程度が望ましいとされていますが、1日で十分であるという記述もあります[4]。最短は1日でもよいので、正確に記録してもらうことが重要です。

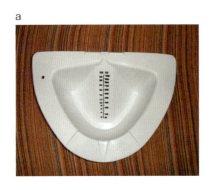
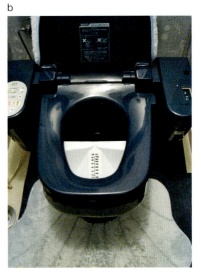

〚図1〛 ユーリパン（a）とトイレに設置したユーリパン（b）

尿量の測定方法

　尿量の測定には、患者の1回排尿量に適した計量用具を準備します。排尿カップ以外でも、市販の計量カップや尿器などを用います。上肢の運動機能障害があり計量用具を把持できない場合には、洋式便座に設置する尿量測定容器（ユーリパン）を用います（〚図1〛）。

　尿失禁があり、おむつやパッドを使用している場合には、失禁量も記載しておきます。使用前のおむつの重さを測定しておき、使用後のおむつの重さから使用前の重量を引くと、尿失禁量が算出できます。

3 残尿測定

残尿測定の意義

　排尿した直後に膀胱内に残っている尿を残尿と呼びます（〚図2〛）。排尿後には残尿がないことが正常です。残尿測定は排尿障害の判別には不可欠となり、下部尿路症状を訴えている場合には、下部尿路機能障害の診断に必要な検査の一つです。

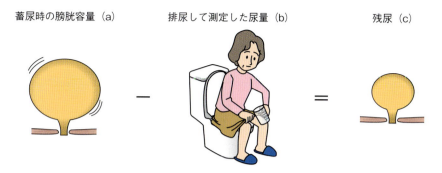

〘図2〙 残尿の考え方
排尿後に膀胱内に残っている尿を残尿と言います。
[蓄尿時の膀胱容量（a）]−[排尿して測定した尿量（b）]＝[残尿（c）]

　残尿は、〔蓄尿時の膀胱容量（〘図2-a〙）〕−〔排尿して測定した尿量（〘図2-b〙）〕＝〔残尿（〘図2-c〙）〕となります[5]。

　排尿日誌に記録しているのは、〘図2-b〙の排尿して測定した尿量です。残尿測定を行うことで、蓄尿時の膀胱容量と、排尿できた状況がわかります。例えば、排尿日誌で頻尿を認めた場合には、1回排尿量が少量で残尿がない場合には「蓄尿時の膀胱容量（〘図2-a〙）が少ない」ことがわかり、膀胱容量の低下につながる疾患や膀胱の状態を考え、精査していきます。逆に、「1回排尿量が少量でも残尿が多量な場合」は排尿障害（尿の排出障害）に原因があると考えます。多量の残尿を伴うのは、膀胱の収縮力が低下している場合や神経疾患、重度の膀胱瘤がある場合などです。このように蓄尿障害と排尿障害を見分けるためには、常に排尿量と残尿測定が必要です。

残尿の測定方法

　残尿を測定する方法には導尿する方法と、超音波機器を用いる方法があります。導尿は正確な値が示されますが、経腹的に超音波を用いれば、カテーテルを挿入することによる感染を防ぎ、羞恥心に配慮して測定することができます。簡易残尿測定装置を用いると、数秒で残尿量の数値が簡単に示されます（〘図3〙）。2Dエコーを用いた測定方法（〘図4〙）では、膀胱を正しく捉えていることを確認したうえで、膀胱内の尿量を測定します。

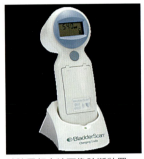
膀胱用超音波画像診断装置
ブラッダースキャンシステム
BVI 6100（シスメックス）

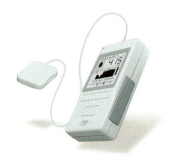
リリアムα-200（リリアム大塚）

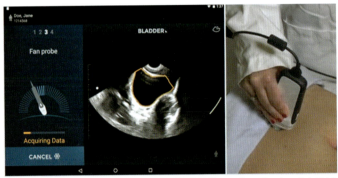
Uscan（膀胱が可視化できる新機種）（画像提供：日本メディカルネクスト）

〚図3〛 簡易残尿測定機器

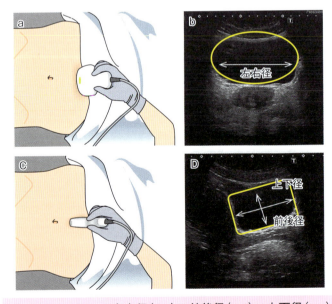

$$膀胱内尿量(mL) = \frac{左右径(cm) \times 前後径(cm) \times 上下径(cm)}{2}$$

〚図4〛 2D超音波画像での残尿量の測定

4 排尿日誌と残尿測定の活用

排尿日誌から値を算出し、正常か異常かを判別

①排尿後から24時間となるよう、測定時間を設定します。覚醒時間から翌朝までの24時間を測定する場合には、測定開始日の覚醒後に排尿し、その後から翌朝までの24時間を測定し算出します（〖図5〗）。

②最大排尿量を確認します。最大排尿量は起床時であることが多いのですが、その他の排尿量を最大排尿量と比較します。排尿量の差異が大きい場合には、意図的に貯めないように排尿しているのか、あるいは痛みや尿意切迫感などがあり貯められないのか、患者の意図を確認します（〖図5〗）。

③24時間尿量が40mL/kg体重以上は多尿であるため、尿比重や尿糖、尿浸透圧測定などの検査も行います。多尿であれば、飲水内容や飲水量も観察項目に加えます。飲水内容ではアルコールやカフェインの摂取調整を、飲水過多に対しては飲水バランスの調整を行います。飲水量の基準は、24時間尿量がおおよそ20〜25mL/kg、または1日の飲水量が体重の2〜2.5％となるよう調整します。

④起床から就寝までの排尿量の合計（昼間尿量）、就寝から起床までの排尿量の合計（夜間尿量）、24時間の排尿量の合計（24時間尿量）を算出します。夜間尿量指数は（夜間尿量÷24時間尿量）×100です。若年者は25％以上、高齢者では33％以上が夜間多尿です（〖図6〗）。

排尿日誌に記載された情報

①重い物を持つ、走る、立ち上がるなどの腹圧上昇に伴う動作時に尿失禁があり腹圧性尿失禁を疑う場合には、残尿がないことを確認します（〖図5〗）。

②強い尿意切迫感の有無と、尿意切迫感に伴う尿失禁の有無（過活動膀胱 wet）があれば、過活動膀胱症状スコア（OABSS）（〖資料編p192参照〗）の得点と合わせて評価します（〖図7〗）。

③頻尿の場合には、残尿量が多ければ、排尿障害による頻尿の原因を精査します。

排尿日誌（Bladder diary）

5 月 1 日（ ）

起床時間：(午前)・午後 6 時 00 分
就寝時間：午前・(午後) 22 時 00 分

メモ　その日の体調など気づいたことなどがあれば記載してください。

朝５時半に排尿（400mL）あり。午後、女性泌尿器科受診　残尿なし。夕方ジムで運動中、ランニングマシーンで走り、多量に漏れた。ショック。次は早めに排尿しよう。強い尿意切迫感なし。

	時間	排尿（○印）	尿量（mL）	漏れ（○印）	動作	メモ	残尿測定
	時から翌日の		時までのぶんをこの一枚に記載してください				
1	7 時 30 分	○	350mL				
2	11 時 30 分	○	250mL	○少	くしゃみ	漏れたのでその後排尿	
3	15 時 30 分	○	300mL				なし 0mL
4	17 時 30 分	○	200mL	○多	運動、ジム	失禁量不明	
5	20 時 00 分	○	100mL			入浴のため早めに排尿	
6	23 時 00 分	○	150mL			寝つけず	
7	5 時 40 分	○	350mL ←覚醒第一尿（最大排尿量）				
8	時　分		mL				
9	時　分		mL				
10	時　分		mL				
	時間	排尿	尿量	漏れ			

	時間	排尿（○印）	尿量（mL）	漏れ（○印）	動作	メモ	残尿測定
11	時　分		mL				
12	時　分		mL				
13	時　分		mL				
14	時　分		mL				
15	時　分		mL				
16	時　分		mL				
17	時　分		mL				
18	時　分		mL				
19	時　分		mL				
20	時　分		mL				
21	時　分		mL				
22	時　分		mL				
23	時　分		mL				
24	時　分		mL				
25	時　分		mL				
	時間	排尿	尿量	漏れ			
	計	7 回	1700mL	2 回			

＋α（漏れ）

翌日 5 月 2 日の
起床時間：(午前)・午後 6 時 00 分

〖図5〗排尿日誌（腹圧性尿失禁）（文献６より改変）

排尿日誌（Bladder diary）

1 月24日（ ）

起床時間：(午前)・午後 7 時 00 分
就寝時間：午前・(午後) 21 時 00 分

メモ　その日の体調など気づいたことなどがあれば記載してください。

朝６時 30 分に排尿（200mL）あり。本日リリアム α-200 を病院から借り、残尿測定も行う。尿意は強くないが、排尿前に少し漏れた。身長 145cm　体重 60kg

	時間	排尿（○印）	尿量（mL）	漏れ（○印）	飲水	食事	日誌残尿測定
	時から翌日の		時までのぶんをこの一枚に記載してください				
1	8 時 00 分	○	200mL		200mL ―	コーラ あんぱん	
2	10 時 00 分	○	80mL		200mL ―	缶コーヒー	出勤後 会議
3	11 時 30 分	○	100mL	○少			残尿 100mL
4	12 時 50 分	○	90mL		300mL ―	コーラ ドーナツ	
5	13 時 50 分	○	50mL		150mL ―	コーヒー	会議
6	15 時 15 分	○	100mL				17 時退社
7	18 時 50 分	○	190mL		1,000mL ―	ビール中ジョッキ2杯	残尿 150mL
8	20 時 30 分	○	100mL	○少	360mL ―	日本酒２合	入浴
9	23 時 00 分	○	200mL				
10	1 時 30 分	○	350mL		300mL	缶ジュース	
	時間	排尿	尿量	漏れ			

	時間	排尿（○印）	尿量（mL）	漏れ（○印）	飲水	食事	日誌残尿測定
11	4 時 30 分	○	300mL				
12	6 時 00 分	○	250mL				
13	時　分		mL				
14	時　分		mL				
15	時　分		mL				
16	時　分		mL				
17	時　分		mL				
18	時　分		mL				
19	時　分		mL				
20	時　分		mL				
21	時　分		mL				
22	時　分		mL				
23	時　分		mL				
24	時　分		mL				
25	時　分		mL				
	時間	排尿	尿量	漏れ			
	計	12 回	2,010mL	α少量 2 回	2,510mL		

夜間尿量 1,100mL（55%）

＋α少量

←体重 60kg × 25mL ＝ 1,500mL に対して飲水過多。生活習慣の見直しも必要。残尿も多い。

翌日 1 月 25 日の
起床時間：(午前)・午後 7 時 00 分

〖図6〗排尿日誌（夜間多尿）（文献６より改変）

【図7】 排尿日誌（過活動膀胱）（文献6より改変）

排尿日誌から排尿状況に影響した要因を検討

①飲水量と飲水の種類（カフェインやアルコールなど）、食事量

②活動量、運動量、発汗量

③外気温、湿度

④服薬の種類、量

　これらの影響を考慮し、必要があれば生活指導を行います。

蓄尿障害か排尿障害かの判別

　排尿日誌に残尿測定の値を含めて、蓄尿障害なのか排尿障害なのかを判別します。排尿日誌で頻尿がある場合、残尿があればその原因を除く必要がありますし、残尿がない頻尿であれば、膀胱容量の低下の原因を確認し必要時には膀胱訓練を行います。

5 質問票の活用

　POPや女性泌尿器科疾患で受診する女性患者の主訴は、体の不調だけでなく、日常生活や社会生活に対するさまざまな影響から、生活への支障の改善を治療に求めることがあります。患者が感じている症状や認識している社会生活上の不具合などの訴えをよく聴いて把握したうえで、治療方針を検討することが必要になります。

　このときに活用していただきたいのは、各種質問票です。具体的には、下部尿路症状のどの症状を訴えて困っているかを把握するためにはCLSS、尿意切迫感が頻繁にあり過活動膀胱（overactive bladder：OAB）を疑うときにはOABSS、尿の排出困難を訴えている場合にはCLSSの6・7・8の項目を用いて評価することもできます。また、失禁によるQOLへの影響を把握するためには、King's QOL scoreで評価します。そして、POPによる影響は骨盤底困窮度（PFDI）や骨盤臓器脱QOLを用いると客観的に評価することができます（資料編参照）。

6 治療やセルフケアの実施前後での評価への活用

　OABの服薬前後や、POPの手術前後での排尿の状況の変化を知りたい場合にも排尿日誌と残尿測定を活用します。また、行動療法などで治療している場合にも客観的な評価指標として用います。例えば、骨盤底筋訓練を始めてから、その成果が示されるまでには2～3ヵ月程度の期間が必要になりますが、この期間中の日々の変化は認識しづらいため、排尿日誌を記載して前後の変化を把握します。排尿日誌と残尿測定、質問票などは、患者の認識と医療者側の認識を共有するためのツールとして活用することができます。

7　複数の情報を基に、治療とケアの方向性を検討する

　POPや女性泌尿器科疾患の患者の訴えを聴き、患者が訴えている下部尿路症状の程度と排尿日誌や残尿測定、そして質問票で得られた情報を統合し、自覚症状と客観的情報の間に乖離がないかを確認したうえで、治療に対する意思決定支援と、問題解決のためのセルフケアの選択肢を検討する事が重要です。

〈引用・参考文献〉
1）谷口珠実．"排尿日誌"．下部尿路障害の治療とケア．大阪，メディカ出版，2017，134-8．
2）日本排尿機能学会男性下部尿路症状診療ガイドライン作成委員会編．男性下部尿路症状診療ガイドライン．東京，ブラックウェルパブリッシング，2008，103p．
3）日本排尿機能学会女性下部尿路症状診療ガイドライン作成委員会編．女性下部尿路症状診療ガイドライン．東京，リッチヒルメディカル，2013，175p．
4）石塚修ほか．「排尿日誌（排尿記録）を用いた排尿管理・指導の有用性」排尿日誌の基本的事項．日本排尿機能学会誌．24(2), 2013, 302．
5）谷口珠実．"排尿のアセスメント：排尿日誌・残尿測定機器を使いこなそう"．尿失禁＆女性泌尿器科疾患のケア．大阪，メディカ出版，2008，32-57．
6）日本排尿機能学会ホームページ．http://japanese-continence-society.kenkyuukai.jp/（2019年5月閲覧）

Section 2 ケアと指導の実際
①骨盤底筋訓練

名古屋大学大学院医学系研究科 リハビリテーション療法学専攻 理学療法学講座 助教　井上倫恵

Point

1. 骨盤底筋訓練は腹圧性尿失禁（stress urinary incontinence：SUI）だけでなく、切迫性尿失禁（urge urinary incontinence：UUI）や混合性尿失禁にも有効です。

2. 軽度の骨盤臓器脱（pelvic organ prolapse：POP）に対する骨盤底筋訓練の有効性も明らかになっています。

3. 会陰体を触診することにより、骨盤底筋群の収縮を間接的に評価することができます。

4. 単なる筋力強化だけでなく、タイミングよく骨盤底筋群を収縮できるように練習します。

1 はじめに

　骨盤底筋訓練とは、骨盤底筋群の収縮と弛緩を繰り返すことにより筋力を強化する運動方法のことであり、骨盤底筋訓練を行うことにより尿失禁やPOPの症状を改善させることができるとされています。本稿では、尿失禁やPOPに対する骨盤底筋訓練の有効性について、これまでに得られている知見を紹介するとともに、具体的な指導方法について概説します。

2 腹圧性尿失禁（SUI）に対する骨盤底筋訓練の有効性

　SUIは咳やくしゃみ、小走り、スポーツ、大笑い、重い荷物を持つなど、腹圧が加わった際に尿が漏れるものを指し、その原因として骨盤底筋群の筋力低下が挙げられます。骨盤底筋訓練は骨盤底筋群の筋力増強を促し、尿失禁を改善させ、生活の質（QOL）を向上させることが多くの研究において報告されています。『コクランシステマティックレビュー』においてSUIの治療の第一選択肢として推奨されているほか[1]、『女性下部尿路症状診療ガ

イドライン』においても推奨グレードA（行うよう強く勧められる）として紹介されています[2]。効果が現れるまでには3ヵ月ほどかかるとされていますが、骨盤底筋訓練により単に筋力強化を図るだけでなく、咳やくしゃみなどで腹圧がかかる前に、タイミングよく意識的に骨盤底筋群を収縮させるような習慣を身につけることで、より早期から尿失禁症状が改善することが明らかになっています[3]。また、妊婦または産後の女性を対象とした骨盤底筋訓練は尿失禁の予防・改善に有効である可能性があるとされる一方で、長期成績や費用対効果は未だ明らかではないのが現状です[4]。SherburnらはSUIを有する高齢女性を対象として骨盤底筋訓練の治療効果について検証しており、骨盤底筋訓練を5ヵ月間実施した高齢女性では膀胱訓練を実施した高齢女性と比較して、ストレステストでの失禁量が有意に少なく、自覚的な尿失禁症状が有意に軽度であったことを報告しています[5]。またこの報告では骨盤底筋訓練の開始3ヵ月目から5ヵ月目にかけても自覚的な尿失禁症状や尿失禁回数が改善し続けていることから、高齢者においては骨盤底筋群の筋力増強や新しいテクニックの習得のために、より長期間の介入が必要である可能性が考えられます。

3 過活動膀胱（OAB）に対する骨盤底筋訓練の有効性

　過活動膀胱（overactive bladder：OAB）は尿意切迫感を必須とした症状症候群であり、通常は頻尿と夜間頻尿を伴います。OABの原因は多岐にわたりますが、そのうちの一つとして骨盤底筋群の筋力低下が挙げられます。骨盤底筋群を収縮させることにより排尿筋の収縮を抑えることができるとされているため[6]、骨盤底筋群の筋力強化とともに、尿意切迫感を感じたときにタイミングよく骨盤底筋群を使えるようになることでOABの症状改善を図ります。『コクランシステマティックレビュー』において、骨盤底筋訓練は腹圧性尿失禁だけでなく、UUIや混合性尿失禁に対しても有効であることが報告されているほか[1]、『過活動膀胱診療ガイドライン』においても推奨グレードA（強い根拠があり、行うよう強く勧められる）として紹介されています[7]。臨床においては、OAB患者に対して骨盤底筋訓練のみを指導することは少なく、生活指導や行動療法などと組み合わせた包括的な介入、

すなわち行動療法統合プログラムを行うことがほとんどです。OABを有する女性を対象として、骨盤底筋訓練単独、膀胱訓練単独、行動療法統合プログラム、抗コリン薬による薬物療法の治療効果を1年間追跡調査した研究では、すべての群でUUI、QOL、および1日のパッド枚数に有意な改善が認められたほか、行動療法統合プログラムにおいて有効性が高かったとされています[8]。

4 POPに対する骨盤底筋訓練の有効性

　POPは腟から膀胱、子宮、直腸などの骨盤内臓器が下垂するものを指し、その原因の一つとして骨盤底筋群の筋力低下が挙げられます。近年、POPを有する女性を対象として骨盤底筋訓練の治療効果を検証した無作為化比較対照試験がいくつか報告されています。BraekkenらはPOP-Q stage Ⅰ〜ⅢのPOPを有する女性を対象として6ヵ月間介入を行ったところ、骨盤底筋訓練を実施した群では対照群と比較して、泌尿生殖裂孔が狭小化し、安静時の膀胱および直腸の位置が挙上したことに加え、POPのstageが有意に改善したことを報告しています（19% vs 8%）[9,10]。一方で、HagenらはPOP-Q stage ⅠおよびⅡと比較的軽度のPOPを有する女性を対象として16週間介入を行ったところ、骨盤底筋訓練を実施した群では対照群と比較して、POPのstageが有意に改善したことを報告しています（45% vs 0%）[11]。さらに、HagenらはPOP-Q stage Ⅰ〜ⅢのPOPを有する女性を対象として16週間介入を行ったところ、骨盤底筋訓練を実施した群では対照群と比較して、12ヵ月後におけるPOP症状が有意に改善し、約半数において自覚的症状の改善が認められたと報告しています[12]。POPに対する骨盤底筋訓練の有効性は尿失禁に対する骨盤底筋訓練の有効性ほど高くはありませんが、手術希望のない患者や、手術の適応とならないような軽度のPOP患者に対しては試してみる価値があるように思います。

5 骨盤底筋訓練の指導方法

骨盤底筋群の位置や機能の理解

　患者の多くは骨盤底筋群の位置を正しく認識することが難しく、腹部や臀部など誤った場所に力を入れてしまう場合があります。そうならないように、まずは骨盤底筋群の位置や機能を正しく理解してもらう必要があります。患者の理解が得られやすいように骨盤底のイラストや模型を使って説明し、恥骨や尾骨、坐骨などを患者自身で触ってもらい、患者が自身の身体における骨盤底筋群の位置をイメージしやすいように工夫します。位置が確認できたのちに、骨盤底筋群が骨盤内の臓器を支え、排尿や排便、性機能などにかかわっていること、尿失禁やPOPがある場合には筋力が低下している可能性があること、筋力増強により症状が改善できる可能性があることを説明します。

正しい収縮方法の習得

　骨盤底筋訓練によって治療効果を得るためには、正しい収縮方法を習得することが肝要です。骨盤底筋群の随意収縮を練習する際の口頭指示は、「お小水を我慢するように」や「おならを我慢するように」といった具体的な表現を用いるようにします。このほか、女性の場合には「腟を引き締めるように」や「腟をおへその方向に引き上げるように」なども理解が得られやすい表現です。正しく収縮ができているか指導者が触診して確認する場合には、腟と肛門の間にある会陰体を触診することにより、骨盤底筋群を収縮できているか間接的に確認することができます。収縮方法が正しければ、会陰体は頭前方へ引き上げられる方向に動きますが、誤って怒責している場合には会陰体は尾方へ押し下げられる方向に動くので、この動きを確認します。実際には収縮できているにもかかわらず、収縮が自覚できないような患者の場合には、お風呂に入ったときなどに患者自身で肛門を体表面から触診し、収縮する様子を確認してもらうこともよい方法です。このほか、骨盤底筋訓練を指導する際のポイントを〖表〗に示します。

[表] 骨盤底筋訓練を指導する際のポイント

・外腹斜筋、腹直筋、股関節内転筋群、臀筋群による代償運動に注意します。
・骨盤底筋群の収縮中に呼吸を止めてしまうと血圧が上昇してしまう可能性があるため、呼吸を止めないように気をつけます。
・骨盤底筋群の弛緩が不十分なまま訓練を継続することのないようにします。
・実際に排尿を止める練習は残尿が増えてしまう可能性があるため、行わないように指導します。

プログラムの立案

　骨盤底筋訓練のプログラムは、遅筋線維および速筋線維の強化が促されるように、持続的な収縮と瞬発的な収縮とを組み合わせた内容とします。可能であれば患者の骨盤底筋群の機能を評価し、評価に基づいて患者が実施可能なプログラムを提案します。骨盤底筋訓練を実施する際の姿勢については、立位、坐位、仰臥位、肘や膝をついた姿勢などさまざまな姿勢で行い、収縮感覚が最も得られやすい姿勢から始めていきます。問診から得られた患者の愁訴をプログラムに反映することも大切です。例えば、立ち上がるときに尿失禁が生じるような場合には、立ち上がる前に骨盤底筋群を収縮させ、収縮を維持させながら立ち上がるような機能的な練習も必要となってきます。

6　おわりに

　尿失禁やPOPに対する骨盤底筋訓練はその有効性が明らかになっており、まず試みられるべき治療方法の一つです。患者が正しい方法で自信をもって骨盤底筋訓練を実施できるよう、医療従事者がサポートしていけるような体制の構築が望まれます。

〈引用・参考文献〉

1) Dumoulin, C. et al. Pelvic floor muscle training versus no treatment, or inactive control treatments, for urinary incontinence in women. Cochrane Database Syst Rev. 2018, CD005654.
2) 日本排尿機能学会女性下部尿路症状診療ガイドライン作成委員会編. 女性下部尿路症状診療ガイドライン. 東京，リッチヒルメディカル, 2013, 82-100.
3) Miller, JM. et al. A pelvic muscle precontraction can reduce cough-related urine loss in selected women with mild SUI. J Am Geriatr Soc. 46（7），1998, 870-4.
4) Woodley, SJ. et al. Pelvic floor muscle training for prevention and treatment of urinary and faecal incontinence in antenatal and postnatal women. Cochrane Database Syst Rev. 2017, CD007471.
5) Sherburn, M. et al. Incontinence improves in older women after intensive pelvic floor muscle training：an assessor-blinded randomized controlled trial. Neurourol Urodyn. 30（3），2011, 317-24.
6) Godec, C. et al. Bladder inhibition with functional electrical stimulation. Urology. 1975, 6（6），663-6.
7) 日本排尿機能学会過活動膀胱診療ガイドライン作成委員会編. 過活動膀胱診療ガイドライン. 第2版. 東京, リッチヒルメディカル, 2015, 123-36.
8) Kafri, R. et al. Randomized trial of a comparison of rehabilitation or drug therapy for urgency urinary incontinence：1-year follow-up. Int Urogynecol J. 24（7），2013, 1181-9.
9) Braekken, IH. et al. Morphological changes after pelvic floor muscle training measured by 3-dimensional ultrasonography：a randomized controlled trial. Obstet Gynecol. 115（2 Pt 1），2010, 317-24.
10) Braekken, IH. et al. Can pelvic floor muscle training reverse pelvic organ prolapse and reduce prolapse symptoms? An assessor-blinded, randomized, controlled trial. Am J Obstet Gynecol. 203（2），2010, e1-7.
11) Hagen, S. et al. A randomized controlled trial of pelvic floor muscle training for stages I and II pelvic organ prolapse. Int Urogynecol J Pelvic Floor Dysfunct. 20（1），2009, 45-51.
12) Hagen, S. et al. Individualised pelvic floor muscle training in women with pelvic organ prolapse (POPPY)：a multicentre randomised controlled trial. Lancet. 383（9919），2014, 796-806.

Topics

3Dエコーを用いた肛門挙筋裂孔の評価

山梨大学大学院 医工農学総合教育部 非常勤講師　高岡智子

Point

1. 肛門挙筋の正中には尿道・腟・直腸を貫く肛門挙筋裂孔が存在し、その広さは骨盤臓器の下垂の程度を反映します。

2. 努責をかけた際の肛門挙筋裂孔の面積 ≧ 25cm^2 を過伸展（ballooning）と判断します。

3. Ballooning はエコーで観察でき、骨盤臓器脱（pelvic organ prolapse：POP）を推定する指標の一つとして活用が期待されます。

はじめに

　POPの評価としてエコーが活用され始めています[1]。エコーでは骨盤底に関する多くの情報（例えば、肛門挙筋の形態の観察、下部尿路や骨盤臓器の位置の評価など）を得ることができます。低侵襲でアクセスがよいことから日常診療に有用です。ここでは、骨盤底の支持の基盤である肛門挙筋に着目し、POPのリスクファクターの一つである肛門挙筋裂孔のballooningの評価方法を記述します。

BallooningとPOPの関連についてのエビデンス

　肛門挙筋は正中で癒合し、正中には尿道・腟・直腸を貫く肛門挙筋裂孔が存在しています（図1）。努責をかけた際に25cm^{2}未満であるのが正常であり、それ以上をballooningと判断します[2]。この肛門挙筋裂孔の大きさは骨盤内臓器の下垂の程度を反映し[3]、POPの重症度や症状と相関します[2]。POPの症状を自覚しているか、臨床的にPOPが確認される女性では肛門挙筋裂孔が拡張し[2,4,5]、POP-Q stage Ⅱ以上の女性では半数以上にballooningが認められます[2]。肛門挙筋裂孔の面積が1cm^{2}増加するごとにPOPのリスクは11%高まり[6]、さらには外科治療後の再発が7%増加すること

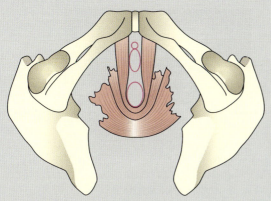

【図1】肛門挙筋裂孔

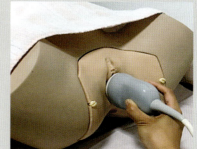

【図2】経会陰超音波検査法

も指摘されています[7]。なお、肛門挙筋（恥骨や骨盤筋膜腱弓への付着部位）に断裂を認める avulsion も POP のリスクファクターであることが指摘されています。Avulsion は特に膀胱瘤や子宮脱との関連が強く、膀胱瘤のリスクを 2.7～5.3 倍、子宮脱のリスクを 2.9～5.3 倍に高めると考えられます[6]。

Ballooning の測定方法

経会陰超音波検査法（経腹超音波に用いる 3D コンベックスプローブを会陰表面に当てる方法）を説明します。

①測定体位

対象者に排尿を済ませてもらい、ベッド上で膝を立てた姿勢、もしくは内診台で砕石位をとってもらいます。

②正中矢状断の描出とボリュームデータの取り込み

コンベックスプローブにエコーゼリーを塗布し、専用のプローブカバー（食品用ラップフィルムやパウダーフリーのプラスチック手袋も可）をつけます。その上にさらに十分量のゼリーを塗布し、外陰部に縦向きに密着させます（【図2】）。2D モードで、正中矢状断を描出します（【図3】）。プローブをわずかに左右に振りながら、尿道全体と肛門管が同時に描出される正中断面を探ります。【図3】の正中矢状断には左側から恥骨、尿道・膀胱頸、腟・子宮、肛門管、直腸肛門角が描出されています。肛門挙筋裂孔は恥骨と直腸肛門角の間に広がっています。鮮明な画像が得られたところで、力いっぱい努責をかけてもらい、3D モードでボリュームデータとして保存します。

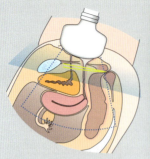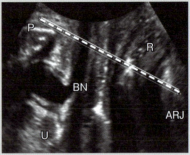

【図3】 経会陰超音波を用いた骨盤底の正中矢状断の描出
P：恥骨結合、BN：膀胱頸、U：子宮、R：肛門管、ARJ：直腸肛門角

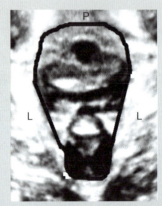

【図4】 肛門挙筋裂孔の面積の測定
P：恥骨結合、L：肛門挙筋

③横断面の描出と面積の測定

ランドマークとなる恥骨結合と直腸肛門角を結ぶラインを同定します（【図3】破線）。このラインで平面（横断面）を描出すると、肛門挙筋裂孔の最小断面が描出されます（【図4】）。肛門挙筋裂孔の面積（肛門挙筋、恥骨結合、恥骨枝に囲まれたエリア）を計測します。

※ボリュームデータを保存しておけば、③の工程はデータをエコーや専用のアプリケーションに取り込むことで事後的に実施可。

評価

25〜30cm^{2}未満を mild、30〜35cm^{2}未満を moderate、35〜40cm^{2}未満を marked、40cm^{2}以上を severe ballooning と判断します[1,2]。POP の罹患リスクや重症度、再発リスクを評価する指標の一つとして活用できます。

留意事項

　鮮明な画像を得るためにできるだけ高性能の機器を用い、十分な量のエコーゼリーを使用することが必要です。特に、分泌物が少なく腟壁同士が密着しない高齢者の場合は、エアスペースにより超音波が伝達されないことが問題となります。エコー前の内診時にたっぷりとゼリーを使用して腟内に送りこんでおくなど、腟内のエアを排除する工夫が必要です。

〈引用・参考文献〉

1) Haylen, BT. et al. An International Urogynecological Association (IUGA) / International Continence Society (ICS) Joint Report on the Terminology for Female Pelvic Organ Prolapse (POP). Neurourol Urodyn. 35 (2), 2016, 137-68.
2) Dietz, HP. et al. Ballooning of the levator hiatus. Ultrasound Obstet Gynecol. 31 (6), 2008, 676-80.
3) Dietz, HP. et al. Biometry of the puboviseral muscle and levator hiatus by three-dimensional pelvic floor ultrasound. Ultrasound Obstet Gynecol. 25 (6), 2005, 580-5.
4) Chen, R. et al. The assessment of voluntary pelvic floor muscle contraction by three-dimensional transperineal ultrasonography. Archives of gynecology and obstetrics. 284 (4), 2011, 931-6.
5) Khunda, A. et al. Can ballooning of the levator hiatus be determined clinically? Am J Obstet Gynecol. 206 (3), 2012, 246. e1-4.
6) Dietz, HP. et al. Avulsion injury and levator hiatal ballooning : two independent risk factors for prolapse? An observational study. Acta Obstet Gynecol Scand. 91 (2), 2012, 211-4.
7) Rodrigo, N. et al. The use of 3-dimensional ultrasound of the pelvic floor to predict recurrence risk after pelvic reconstructive surgery. Aust N Z J Obstet Gynaecol. 54 (3), 2014, 206-11.

ケアと指導の実際
②骨盤底筋訓練のバイオフィードバック療法
(1) 経腟触診(指診)

山梨大学大学院総合研究部医学域看護学系 健康・生活支援看護学講座 教授　谷口珠実

Point

1. 骨盤底筋訓練が適切に行えているか不明な場合には、フィードバック・バイオフィードバック療法を行い、実施方法を確認します。

2. 骨盤底筋訓練のフィードバック・バイオフィードバック療法とは、視診・触診・機器を用いた画像で、骨盤底筋群の動きを評価して指導する治療方法です。

3. バイオフィードバックの方法ごとに、骨盤底筋群の動きや強度の測定が可能なことと評価不可能なことがあるため、特徴を知り活用することが大切です。

4. 骨盤底筋訓練単独とバイオフィードバック療法を併用した治療による効果の比較では、まだエビデンスが確立していません。

1　はじめに

　骨盤底筋訓練を行っても、「思うように動かない」「どこを動かしてよいかわからない」「動かしているつもりだが正しく動かせているか自信がない」、と多くの受診患者は表現します。骨盤底筋群の脆弱化に伴い蓄尿障害や骨盤臓器脱(pelvic organ prolapse：POP)が起こります。このため、骨盤底筋群が弱く緩んでいる状態では思うように動かせず、ましてや「強く締める」ことはできません。

　骨盤底筋群の脆弱化に影響する要因には、分娩による負荷や分娩後の不十分な回復[1]、肥満や便秘による過度な負荷などがあります。脆弱化した筋力を回復するためには随意収縮が必要ですが、骨盤底筋群は意識的に使われることはほとんどないため、これまでずっと動かさなかった筋肉をどのように動かしてよいのか戸惑い、動かす感覚をつかむことが難しいと訴える患者に多く出会います。

　この状況は、読者の皆さまにも、たやすく想像ができることでしょう。骨盤底筋群ではなく臀筋群や股関節内転筋群、あるいは腹筋群を収縮させていたり、収縮ではなく努責をかけてしまい、骨盤底の下降を引き起こしている

例をよく見ます。このような誤った訓練を避けるためには、骨盤底筋群を正しく動かしているか確認できる方法を用いることが望まれます。

2 バイオフィードバック療法とフィードバック療法

　バイオフィードバック療法とは、筋肉の動きを何らかの計測機器類などを用いて測定し、その情報を自身が意識できるよう画像や音などで可視（聴）化することにより、患者が意識的に身体を制御することを可能にする治療方法のことです[2]。

　また、計測機器を用いず、指導にあたる医療者自身が評価や測定を行い、その状況を患者の認識に働きかける指導方法をフィードバック療法と言います[2]。医療者は骨盤底筋群の正しい動かし方、トレーニングの成果確認を行い、日々の骨盤底筋訓練を支援することが必要です。骨盤底筋群が脆弱化した患者の場合、モニタリングによるバイオフィードバック療法やフィードバック療法を受けながら、適切な運動を体得することが必要です。

それぞれの測定方法

　フィードバック療法では視診や経腟触診（指診）を行います。バイオフィードバック療法では、腟圧計、筋電図、超音波機器などの測定や評価をするための装置が必要になります。専用の機器が必要な場合と、一般に使われている超音波機器を用いる場合とがあります。

　それぞれの測定方法には、強みと弱点があります。例えば、経腟触診では閉鎖と挙上が一緒に評価されますが、閉鎖は圧の測定、挙上は超音波を用いるとそれぞれの要素を別々に測定することができます。これらの特徴を知り、それぞれの評価に用いることが必要です。

患者指導

　バイオフィードバック療法では、医療機関で機器類を用いて骨盤底筋群の適切な動かし方を指導し、その後、患者自身が生活のなかで骨盤底筋訓練を実施します。医療機関でフォローアップする際にはバイオフィードバック療法を数回繰り返す方法を用いていることが多いと思います。

　研究報告では、ホームトレーニング用の専用機器を患者に貸し出し、毎日

の骨盤底筋訓練においても、機器類を用いて患者が自己確認を行う方法がいくつか報告されています。しかし、実際に行うとなると、高額な機器を医療機関から貸し出すために患者と契約を結ぶ必要が生じます。診療報酬もない状態で、そう簡単には広がりそうにありません。

　実際に効果があるかどうかについて、骨盤底筋訓練を単独で実施した場合と、骨盤底筋訓練にバイオフィードバック療法を追加した場合の比較研究では、効果の差が示された報告と示されなかった報告があります。これはバイオフィードバック療法のプログラムや使用機器が異なることや、運動実施量が一定量ではないことなどが影響していると推察されます。

　そこで本稿では、バイオフィードバック療法とフィードバック療法について、患者指導を実践した経験をもとに、それぞれの療法の現状のエビデンスと臨床実践について解説します。

3　視診と触診

視診

　骨盤底筋群の収縮と弛緩、努責の有無は、視診と触診で評価することができます。内診台（または診察台）上で外陰部を診察する際に、視診下で骨盤底筋群を収縮してもらいます。その収縮の号令に対して反応した動き方を、①収縮するか収縮せず動かないか、②正しい動きとして収縮時に内側への動きがあるか、③努責して外側への動きがないかを診ることで、評価します。

　上記の、内側への動き、動かない、外側への動きは、視診と経腟触診の結

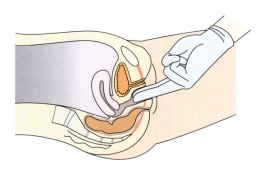

《図1》経腟触診の方法

果が100％一致しているので[1]、経腟触診を望まない患者や特別な医療用具類が使用できない環境下においても実施できます。

しかし、視診のみでは収縮力や挙上の強さは評価できないため、他の方法も併用します。

経腟触診（指診）

POPの患者の診察時に、内診台上で診察を行う際、同時に経腟触診（指診）を行う機会が多くあります。経腟触診（指診）では、最初に腟壁の状態（柔軟性、硬さ、伸縮性、周囲の筋肉の損傷など）を評価します（図1）。

次に、骨盤底筋群の収縮と弛緩が確実に行えているかを評価します。診察と同時に行え、手袋以外の特殊な機器類を必要とせず、技術を習得すれば簡便に行うことができます。経腟触診のメリットは、簡便で安価に行えることです。デメリットは、実施者の感覚に基づく判断となるため、実施者が異なる場合には評価が一致しないこともあります。

経腟触診（指診）の評価

経腟触診を用いた正しい評価はKegel[3]が提案しており、その後評価方法も検討されています。使用する指は1本または2本で、測定にはmodified Oxford grading system（表1）を用います。収縮時の閉鎖と挙上の2つの要素を一緒に評価します。

経腟触診で評価できるのは、①正しく骨盤底筋群を収縮、弛緩させているか、②最大閉鎖力および挙上力、③収縮を維持する持久力、④収縮の反復回数、⑤左右前後の筋肉の収縮力差の有無、⑥触診時と収縮時の疼痛の有無、⑦骨盤底筋群の大きな損傷、⑧収縮後に完全に弛緩できるか、⑨収縮時の他の部位（腹部、臀部、大腿など）での代替運動の有無です。①〜⑧は、経腟触診で確認し、⑨は経腟触診と併せて空いている掌を腹部や臀部、大腿に当

表1 modified Oxford grading system

0＝収縮がない、動かない
1＝わずかに動く
2＝弱い収縮
3＝中程度の収縮
4＝挙上を伴う良い収縮
5＝挙上し強い収縮

収縮の程度について、0から5までの6段階のスケールで段階的に評価します。

てて、大きな筋肉が過度に同期して運動していないか、すなわち骨盤底筋群の収縮がメインに行われているかを確認します。

経腟触診によるフィードバック療法のエビデンス

経腟触診の検者内信頼性と検者間信頼性の評価結果は一致していません。しかし、収縮圧と挙上の双方が評価できるため、臨床では簡便で安価な経腟触診はよく用います。測定方法に関する研究はいくつかありますが、経腟触診の評価を用いたエビデンスとしては、尿失禁がある女性と比較して、尿禁制が保たれている女性では骨盤底筋群の収縮力がより強いことが報告されています[4]。

③測定の実際

①まず会陰部を診察した後、屈曲位の仰臥位姿勢を保持します。患者に経腟触診の説明を行い、同意を得て、手袋をつけた指に潤滑剤をつけて準備します。

②患者にリラックスを促し、腟口からゆっくり指を入れ、痛みや不快感がないことを確認します。

患者に検者の指を締めて体内に引き挙げるように指示し、臀筋や腹筋が収縮しないよう注意を促し、正しい収縮と弛緩の方法、収縮して挙上する動きを確認し、実施上の注意や強さ、患者の認識を確認します。速筋と遅筋の両方で行えるよう、動きを確認します。

④指導のコツ

経腟触診を用いたフィードバック療法は、正しい収縮を体得する際によく用います。例えば、どこを収縮すればよいかわからないという患者には、経腟触診を行いながら、「おならを我慢する」「排尿を我慢する」「腟を閉じる」などいろいろな表現で声をかけながら患者のイメージで動かして試してもらいます。その際、うまくできたときに「今のところでよいです」「上手に締められています」「臀部に力が入っていて、骨盤底筋群は収縮できていません」「努責をかけて押し出していて、間違った動きです」など、状況がわかるようにフィードバックします。患者が正しい動きを体得できるまで、何度か繰り返し行います。最初は、強さよりも、正しい動きを覚えることが大切です。動きがわかれば、毎日繰り返し実施することで、筋力を強化していき

ます。少しさぼって間が空くと、患者は正しい動かし方を忘れることも多いため、何度か繰り返して評価することが必要です。

〈引用・参考文献〉
1) Kari, Bø. Pelvic floor muscle exercise for the treatment of female stress urinary incontinence：Ⅱ. Validity of vaginal pressure measurements of pelvic floor muscle strength and the necessity of supplementary methods for control of correct contraction. Neurourol urodyn. 9, 1990, 479-87.
2) 日本排尿機能学会女性下部尿路症状診療ガイドライン作成委員会編. 女性下部尿路症状診療ガイドライン. 東京, リッチヒルメディカル, 2013, 87-9.
3) Kegel, AH. Stress incontinence and genital relaxation. Ciba Clin Symp. 2, 1952, 35-51.
4) Hahn, I. et al. Comparative assessment of pelvic floor function using vaginal cones, vaginal digital palpation and vaginal pressure measurement. Gynecol obstet invest. 41, 1996, 269-74.

ケアと指導の実際
②骨盤底筋訓練のバイオフィードバック療法
（2）腟収縮圧測定

山梨大学大学院総合研究部医学域看護学系 健康・生活支援看護学講座 教授　谷口珠実

Point

1. 骨盤底筋訓練中の随意収縮力は専用の圧力計を用いて測定することができます。

2. 測定方法は、経腟または経肛門的に専用の圧力計と圧測定用のプローブを用います。

3. バイオフィードバック（bio feedback：BF）療法において骨盤底筋群の評価に腟圧計（圧力測定機器類）を用いる場合には、測定時の注意点を理解して行うことが必要です。

1　臨床における腟の収縮圧測定の意義

　骨盤底筋群の収縮圧を知るためには、腟収縮圧・尿道内圧・直腸圧などを測定します。腹圧性尿失禁がある場合に尿道閉鎖圧を測定するには尿道内圧が適しているので、あれば膀胱内圧測定機器を使用します。しかし、尿道内圧や直腸圧を測定する高額な機器が施設にあるとは限りません。尿道内圧では感染リスクも生じるため、臨床でBF療法や骨盤底筋群の評価を行う場合には、機器の入手が可能であれば経腟や経肛門の圧力測定機器を用いた評価方法が簡便です。

　本稿では、腟圧計（図1）を用いた骨盤底筋群の随意収縮力の測定と、腟圧計をBF療法として利用する方法について説明します。骨盤底筋群のBF療法や評価に用いる場合には、正しく測定することが大事ですが、測定状況に測定値が影響を受けることも理解したうえで臨床に応用することが大切です。

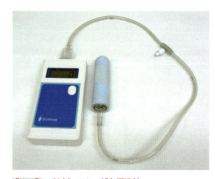

図1　ペリトロン（腟圧計）

2 腟圧計を用いた評価方法

　腟圧計とは、専用の腟圧測定機器類を用いて、経腟または経肛門から圧力測定専用のプローブを挿入し、静止時を基準に収縮時の圧を測定する方法です。腟圧計は装置により腟プローブのサイズが異なるため、異なるサイズの腟プローブの測定値を単純に比較することはできません[1]。しかし、同一機種と同一プローブを用いて評価を行っていれば、個別の患者に対する経時的な変化の経過観察として値を比較することができます。

　プローブが小型の場合には、バルーンが骨盤底筋群の解剖学的位置に一致して測定します。再利用型プローブには医療用コンドームをかぶせて感染を防ぎます。骨盤底筋群の収縮が起こる位置に経腟または経肛門プローブの中央がくるように挿入位置を調整します。プローブを挿入する際にも圧が加わって値が上昇するため、挿入し終わった時点で補正してこれを基準値とします。

　測定器は、mmHg または cmH_2O あるいは hPa で圧力を測定しています。腟の随意収縮圧は単独で上昇するものではなく、腟や尿道、直腸すべての圧に腹腔内圧が影響を及ぼします。正しく随意収縮が行われ会陰の内側に動いていることが確認できた場合には適切な収縮圧であると認められますが、努責がかかって押し出され腹腔内圧が増加すると、尿道、腟、直腸すべてで圧がかかり測定値は上昇を示します。値だけで検討するのではなく、会陰と骨盤底の動きを観察しながら評価する必要があります[2]。患者に随意収縮を促し、数回実施しながら最大・最小・平均などの値を評価します。瞬間の収縮力は測定できますが、機械によっては維持時間までは測定できません。

3 腟圧計を用いた BF 療法の実際 〖図2〗

　実施前に患者に機器使用の同意を得ます。下着を脱ぎベッド上に臥床するか内診台上で砕石位をとり、両膝を軽く立てて屈曲してもらい、腹圧がかかりにくい姿勢で行います。他の姿勢で行うことも可能ですが、姿勢により圧が変わることもあるため、経時的な変化を評価する場合には、同一姿勢での値を比較します。

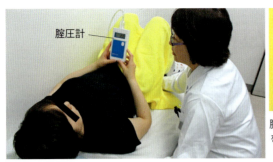
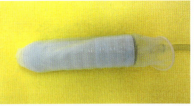

腟用プローブに医療用カバー（コンドーム型）をかけた写真

[図2] 腟圧計を用いたバイオフィードバック療法の実際

実際の手順

① 経腟触診により、正しい収縮が行えていること、努責なく正しい方向に挙上されていることを確認します。努責が強く、いきむことで圧が上昇することが予測される場合には、圧力測定の値は収縮圧として評価できないため、常に正しい方向に収縮していることを確認しながら測定します。

② プローブに医療用カバーをかけて潤滑剤を塗り、腟口からゆっくりプローブを入れます。骨盤底筋群の収縮を測定する部位に、バルーン部分が当たるようプローブが挿入できたら深呼吸を促し、補正して安静弛緩時の値を測定します。

③ 患者に可能な限り強く収縮するよう説明します。

④ 会陰部を観察しながら、患者に随意収縮を促します。腹圧や努責をかけずに随意収縮ができていれば、収縮圧を測定し評価します。収縮時に大臀筋、腹直筋、股関節内転筋が共同収縮していないことを確認しながら、評価します。複数回繰り返し行って最大値を確認し、前回の値と比較します。BF療法を用いて日々の骨盤底筋訓練による効果を確認します。

⑤ BF療法では、体外からは見えない筋肉の動きを収縮圧の数値で評価します。機器だけでは正しい動きは確認できませんが、会陰の動きと併せて観察すると、正しい動きと収縮力が視覚的に確認できます。

4 訓練の継続を促す

BF療法では数値の変化を見ることで、患者自らが日々の訓練回数を見直したり実施状況を強化することができます。また指導者は、日々の実行回数

が完遂していれば実施状況を称賛します。実行したことで、数値が上昇していれば、筋収縮の成果が表れていることを説明し、正しい収縮が行えていることをフィードバックして、訓練の継続を促します。

Column

腟内コーン

　骨盤底筋訓練を行う補助的に使う用具に腟内コーンがあります。腟の内にコーン（重り）を入れます。入れたまま、歩いたり、運動すると、錘が下がってくるので、骨盤底筋群を収縮して落下を防ぎます。正しく締めているかわからないときにも、毎日自宅でトレーニングを行うときにコーンを入れて、決まった時間（例えば5分とか10分間）、コーンを落とさないよう収縮し続けると、締める筋肉の動きを身体が覚えることに役立ちます。フェミナコーンは、重りが5段階あり、軽いものから徐々に重い物を使い、締める強さを強化していきます。腟内コーンを用いたバイオフィードバック療法は、改善がみられましたが、群間での有意差は認められておらず、腟の不快や痛み、出血などの副作用の報告があります[3〜5]。

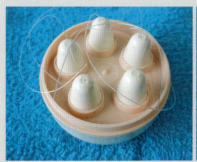 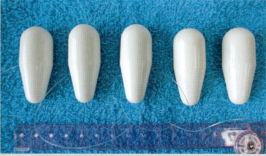

〈引用・参考文献〉

1) Bø, k. Does the size of the vaginal probe affect measurement of pelvic floor muscle strength? Acta Obstet Gynecol Scand. 84, 2005, 12-133.
2) Bø, K. et.al. Pelvic floor muscle exercise for the treatment of female stress urinary incontinence：Ⅱ. validity of vaginal pressure measurements of pelvic floor muscle strength and the necessity of supplementary methods for control of correct contraction. Neurourology and Urodynamics. 9（5）, 1990, 479-87.
3) 日本排尿機能学会女性下部尿路症状診療ガイドライン作成委員会編. 女性下部尿路症状診療ガイドライン. 東京, リッチヒルメディカル, 2013, 89.
4) Williams, KS. et al. A randomized controlled trial of the effectiveness of pelvic floor therapies for urodynamic stress and mixed incontinence. BJU Int. 98, 2006, 1043-50.
5) Gameiro, MO. et al. Vaginal weight cone versus assisted pelvic floor muscle training in the treatment of female urinary incontinence. A prospective, single-blind, randomized trial. Int Urogynecol J. 21, 2010, 395-9.

Section 2 ケアと指導の実際
②骨盤底筋訓練のバイオフィードバック療法
(3) 筋電図測定

山梨大学大学院総合研究部医学域看護学系 健康・生活支援看護学講座 教授 **谷口珠実**

Point

1. 骨盤底筋群の筋活動量は、筋電図（electromyography：EMG）を用いて測定します。

2. 骨盤底筋群のEMG測定には専用の器機があり、経腟または経肛門のEMG専用のプローブを用いて測定することができます。

3. 骨盤底筋訓練のバイオフィードバック（bio feedback：BF）療法にEMGを用いることができます。

4. EMG測定の評価方法の注意点を理解して応用することが大切です。

1 はじめに

骨盤底筋群の筋肉の活動を測定するには、EMGを用いて計測を行います。EMGの測定には、①針を刺す針筋電図を用いた測定、②皮膚の表面に電極を貼付する測定、③特定のプローブを用いる測定の3つの方法があります。①の針筋電図検査は、穿刺時の疼痛や感染のリスクがあるため、骨盤底筋群の収縮や弛緩を測定する際には、②の会陰の体表に貼付するか、③の経腟用（〖図1〗）または経肛門用プローブ（〖図2〗）を挿入して、筋線維の生体電気活動を測定する方法が用いられます。

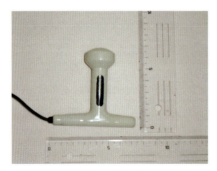

〖図1〗 経腟用プローブ（文献1より）

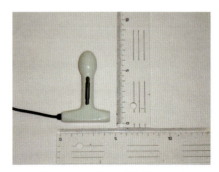

〖図2〗 経肛門用プローブ（文献1より）

2 測定用具

骨盤底筋群の筋肉の活動を測定する専用の器機は、海外からの輸入器機があります（〖図3、図4〗）。これらの器機を用いると、活動電位が略図となって示されます（〖図5〗）。安静時には筋活動が少なく、骨盤底筋群の収縮時には筋活動が活発になることが示され、筋力のパワー（強さ）を視覚的に捉えることができます。また、最初に筋力の活動量の目安を示し、その力に達するように指示することで、最大に強く締める努力を促すトレーニング方法の設定もあります（〖図6〗）。

3 EMGを用いたBF療法

実施前に患者に機器使用の同意を得て、下着を脱いでベッド上に臥床してもらいます。臥床時には、両膝を軽く立てて腹圧がかかりにくい姿勢、または下肢を脱力して少し開脚した姿勢をとってもらいます。少し慣れてきたら、プローブを挿入したままで、坐位（〖図7〗）や立位での訓練も試みます。

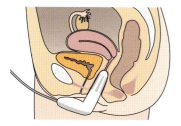
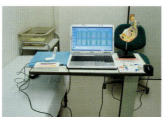
〖図3〗 フェミスキャン：経腟プローブを用いた測定

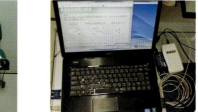
〖図4〗 マイオトラック3

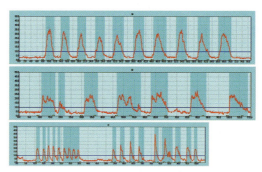
〖図5〗 EMG測定中の骨盤底筋群の収縮と弛緩

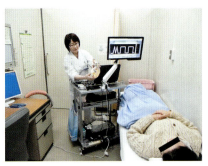
《図6》患者指導の様子

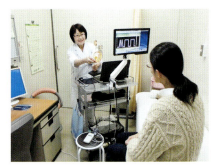
《図7》坐位姿勢での訓練

実際の手順

① 腟口から挿入する経腟プローブ（または会陰の体表に貼付する）を用いて、EMG を測定する、または EMG を用いた BF 療法を行うことの同意を得ます。
② EMG 機器の測定前準備を行い、経腟プローブを腟内に入れ、痛みや違和感がないことを確認します。
③ 安静時の骨盤底筋群の筋活動を測定後、素早く 1～2 秒間隔での収縮を行う速筋活動を数回繰り返し、次にゆっくり締め続ける 5～10 秒程度の遅筋活動を数回繰り返してもらいます。さらに、10 秒以上の持続力を確認します。
④ 骨盤底筋群の収縮と引上げ後は、力を抜いて休んでもらいます。
⑤ 個人の目標とする回数を実施してもらい、繰り返しによる筋収縮力を測定し、変化を観察します。

4 EMG 測定を用いた骨盤底筋訓練のエビデンス

　BF 療法は骨盤底筋訓練の補助であり、骨盤底筋群の筋力や持続強化、適正な筋収縮と有効な収縮のタイミング（腹圧時や尿意切迫感出現時）などを指導する目的で行われます[2]。骨盤底筋訓練単独と EMG を用いた BF 療法＋骨盤底筋訓練との比較は、有意差なしが 2 編[3,4]、併用のほうが有効が 1 編[5]であるという報告があります。『女性下部尿路症状診療ガイドライン』における推奨グレードは B で、行うよう勧められています。BF 療法では、正しく収縮と弛緩ができていることを指導者がフィードバックすることによ

り、患者の自信につながること、指導者との個別の関わりにより継続する意欲が高まることが、一因であると考えます。

5 EMGの測定上の注意点

　本稿では、骨盤底筋訓練の専用機器で経腟プローブを用いたEMGでの測定について紹介しました。EMGは、筋線維の生体電気活動を測定しているため、骨盤底筋群の正しい収縮を評価しているとは限らないことに注意が必要です。測定されたEMGの画面だけでは、笑う・咳・足の屈伸・体位を変えるなど、身体の動きに伴う筋線維の活動かどうかがわかりません。BF療法を行う指導者は、EMGを測定している際の身体の動きの観察を行い、骨盤底筋群の収縮に伴う筋活動であるか、骨盤底筋群の収縮以外の動作に伴う筋活動であるかを確認して評価することが必要です。患者に任せて測定した値だけからでは、正しく収縮したことに伴う収縮力か否かを判断することはできないことを理解して、適切なBF療法を行うために、指導者が正しい収縮と弛緩が行えていることを確認しながら、測定結果を正しく評価することが大切です。

6 おわりに

　骨盤底筋訓練単独とBF療法を比較したエビデンスレベルは、BF療法の多様性や研究の規模が小さいことなどから、有効性の評価は分かれますが、骨盤底筋訓練の収縮と弛緩の方法が理解できない患者さんに指導を行う場合には、正しい収縮力の獲得のために実施することを勧めます。ただし、BF療法の方法には強みと弱みがあることを知り、組み合わせて評価を行うことによってより正確な情報となることを理解して活用してください。

〈引用・参考文献〉
1) 谷口珠実. "骨盤底筋訓練". 排泄ケアガイドブック. 一般社団法人日本創傷・オストミー・失禁管理学会編. 東京, 照林社, 2017, 95-100.
2) 日本排尿機能学会女性下部尿路症状診療ガイドライン作成委員会. "バイオフィードバック訓練". 女性下部尿路症状診療ガイドライン. 東京, リッチヒルメディカル, 2013, 87-9.
3) Berghmans, LC. et al. Efficacy of biofeedback, when included with pelvic floor muscle exercise treatment, for genuine stress incontinence. Neurourol Urodyn. 15, 1996, 37-52.
4) Burgio, KL. Behavioral training with and without biofeedback in the treatment of urge incontinence in older women: a randomized controlled trial. JAMA. 288, 2002, 2293-9.
5) Wang, AC. et al. Single-blind, randomized trial of pelvic floor muscle training, biofeedback-assisted pelvic floor muscle training, and electrical stimulation in the management of overactive bladder. Urology. 63, 2004, 61-6.

ケアと指導の実際
②骨盤底筋訓練のバイオフィードバック療法
(4) 2D 経腹エコー

東北大学大学院医学系研究科保健学専攻 ウィメンズヘルス・周産期看護学 准教授　**吉田美香子**

Point

1. 経腹エコーでは、骨盤底筋群の収縮や腹筋の代償収縮を簡便に観察することができ、それにより収縮方法の成否をフィードバックできる。
2. 経腹エコー画面はわかりやすく患者もすぐに理解できるため、自宅での訓練内容の設定など、患者とのコミュニケーションツールとしても有用である。

1 はじめに

　2D 経腹エコーは骨盤底筋群自体を観察する方法ではありませんが、骨盤底筋群の収縮による膀胱底部の動きや、腹筋の代償収縮による子宮の下垂などを観察することができます。これにより、骨盤底筋群の正しい収縮の成否だけでなく、どのように収縮方法が間違っているのかまでフィードバックし、その場で収縮方法の修正をすることが可能です。また、収縮の強さや保持時間も観察できるので、自宅での訓練内容の設定や、訓練効果の評価など、医療者と患者間のコミュニケーションツールとしても有用です。経会陰エコーに比べて羞恥心が少なく、画像がわかりやすいため患者もすぐに理解できるなど利点も多く（表1）、今後普及していくことが予想されます。本稿では、骨盤底の観察方法とバイオフィードバックについて解説します。

表1　2D 経腹エコーの特徴

指標	・膀胱底部の移動方向（挙上・下降）・挙上距離・保持時間 ・子宮の下降の有無
長所	・陰部に機器を挿入・付着させる必要がないため、心理的負担が少ない ・腹筋などの代償運動を確認できる ・画像がわかりやすい
短所	・骨盤底筋群自体は観察できない

2 経腹エコーでの骨盤底の観察

事前準備

　超音波は水を通過しやすい性質があるため、骨盤内を観察するには膀胱に尿がある程度溜まっている必要があります。経験上、50mL以上溜まっていれば観察可能ではありますが、初めて観察される場合には100mL以上溜まっているほうがよいでしょう。そのため、患者には、訓練開始前1時間程度はトイレに行かないように事前に説明しておきます。

必要物品（表2）

　エコー機器の他に、観察部位以外の体を覆うバスタオルや、衣類がエコーゼリーで汚れないように使い捨てのシートなどを用意します。

観察方法

　患者に仰臥位になってもらい観察します。腹筋群の収縮をなるべく抑えて骨盤底筋群の収縮を促すには、膝と股関節を屈曲させた股関節屈曲位がよいでしょう。

　2Dコンベックスプローブ（2-5MHz）を恥骨直上の腹部に矢状面に置くと、膀胱と子宮を観察することができます（図1）。骨盤底筋群は、恥骨から直腸肛門角をU字に囲んでいることから、骨盤底筋群が収縮すると、膀胱底部が挙上する様子が観察できます（図2）。経腹エコーでは骨盤底筋群自体を描出できませんが、膀胱底部の挙上距離は経会陰エコーで観察した際の挙筋裂孔の前後径（恥骨―直腸肛門角距離）の収縮率と高い相関があること

表2　必要物品

- エコー機器本体
- 2Dコンベックスプローブ
- エコーゼリー
- ティッシュペーパー（ウェットティッシュ）
- 使い捨ての防水シーツ
- バスタオル

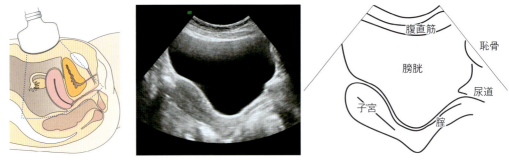

〖図1〗 2D経腹エコーでの骨盤内の描出

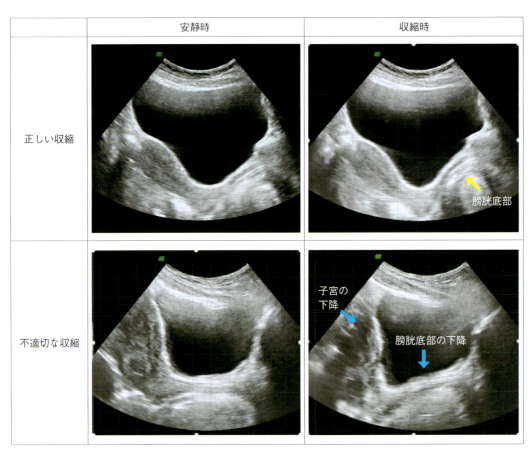

〖図2〗 骨盤底筋群の収縮

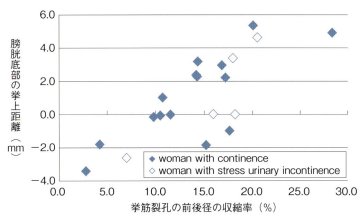

【図3】 2Dエコーでの骨盤底筋群の評価の妥当性（文献1より引用）

から（【図3】）[1]、骨盤底筋群の収縮機能を間接的に評価できる指標といえます。

骨盤底筋群の収縮機能が弱い患者では、骨盤底筋群を収縮させようとがんばる結果、腹筋（特に腹直筋）を同時に収縮させてしまうことがあります。このような場合、腹筋の収縮により腹腔内圧が上昇し、逆に骨盤底に負荷がかかってしまうため、骨盤底筋訓練を行う場合はできるだけ腹筋の収縮は避ける必要があります。経腹エコーでは、腹筋の収縮が強い場合、子宮が下垂し、膀胱底部は背部側へ下降する動きが観察されます（【図2】）。また、腹部に当てているプローブが押し返されるような感覚や、骨盤が後傾する動きなども、エコーの走査者は観察できます。

3 バイオフィードバック法の実際

バイオフィードバックの目的は、患者が骨盤底筋群の収縮の成否を体で覚え、医療者からのサポートがなくても、生活の場で正しい訓練を継続できるようにすることです。したがって、患者が骨盤底筋群を収縮させたそのときに、医療者がバイオフィードバックを与え、患者が収縮の成否と身体感覚を一致させることが重要です。経腹エコーの場合は、医療者と患者が一緒に画面を見て収縮を確認しながら訓練をしていきます。大きくは、骨盤底筋群が正しく収縮できているか、その収縮の感覚を患者が認識できているか、全身や腹部の緊張がないかを評価し、収縮ができない場合は正しい収縮ができるように、収縮ができる場合はより強くできるようになることを目指して指導します（【図4】）。

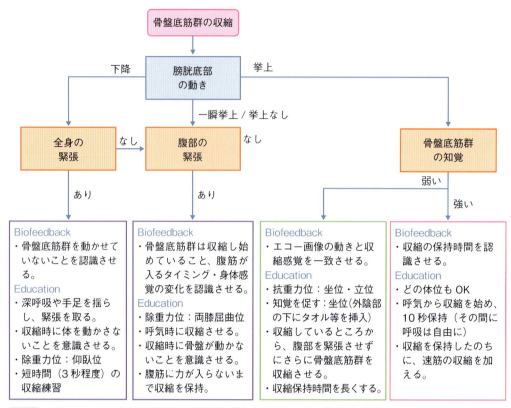

〖図4〗 2Dエコーでの骨盤底筋群の観察に基づくバイオフィードバックの実際

〈引用・参考文献〉
1) Okamoto, M. et al. Evaluation of pelvic floor function by transabdominal ultrasound in postpartum. J Med Ultrasonics. 37（4）, 2010, 187-93.

Topics

MizCureを用いた腟圧測定の実際

北海道医療大学リハビリテーション科学部 理学療法学科 助教　大内みふか
北海道大学大学院医学研究院 腎泌尿器外科学教室 修士課程　高橋由依
北海道大学病院 泌尿器科 講師　橘田岳也

個人でも容易に使用できるMizCure

　腟圧測定は、骨盤底筋群の最大筋力と持久力を評価するために最も一般的に用いられる方法です。骨盤底筋群の随意収縮圧を計測できる腟圧計には、本稿で紹介するOWMED社製のMizCure（《図》）のほか、Camtech AS[1]）や、Peritron™[2]）、Myomed 932[3]）などがあります。いずれの機器もプローブを腟内に挿入し、骨盤底筋群の収縮時の圧力を測定します。MizCureの特徴としては、音声ガイダンスが流れ、個人でのホームエクササイズとして容易に使用できる点です。測定結果はmmHgで表示されます。わが国では代理店での取扱いがあり、他の腟圧測定機器と比べて購入が比較的容易です。また、腟圧プローブはプローブ内に空気が入っていない状態で、Peritron™（直径：

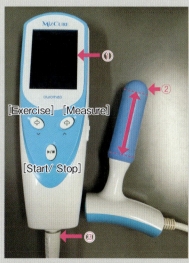

《図》 MizCure

① **画面表示部**
　腟圧値：上部に表示
　収縮時間：下方に表示
　※測定モードのみ

② **腟圧プローブ**
　直径：
　20mm (0mmHg)
　30 ± 2mm (140mmHg)
　33 ± 2mm (150mmHg)

　長さ：7.2cm
　圧測定部：5cm

③ **プローブセンサー連結部**
　使用時に本体と接続する。
　プラグを差し込み、
　右に回すとロックがかかる。

26mm、長さ：10.7cm）と比べて、MizCure はプローブが小さい（直径：20mm、長さ：7.2cm）ため、挿入時の抵抗感が少なく、スムーズに挿入できます。

具体的な使用方法

測定モードの使用

　骨盤底筋群の随意的な収縮力を確認することができます。
①電源を入れます。
②コンドーム型カバー（超音波診断装置の経腟プローブ用カバーなど）を装着後、潤滑ゼリーを塗布し、プローブを腟内へ挿入します。
③「Measure」測定ボタンを押します。「腟圧と持続時間の測定を行います」という音声ガイダンスが流れます。
④測定開始直前に、「Start/Stop」ボタンを押します。「正しい測定結果を得るために、音声ガイダンスにしたがって腟を目一杯締めて、できるだけ長く維持してください。なお測定中はお尻の穴と腟と尿道を胃のほうに吸い上げるイメージで行ってください」という音声ガイダンスが流れます。同時に、空気がプローブ内に自動的に入り、約 140mmHg となるように調整されます。
⑤測定開始。測定中は、2 秒ごとに電子音が鳴ります。
⑥圧力が上昇した状態から約 15% 圧力が低下した時点で測定が自動終了します。測定後、画面には平均腟圧値と収縮時間が表示されます。
⑦「Start/Stop」ボタンを押すと、空気が抜け、測定終了となります。
⑧再度測定する場合は、手順③から始めます。
⑨測定データメモリ機能があり、測定終了後「Measure」を長押しすると表示されます。50 回分まで保存可能です。

トレーニングモードの使用

　骨盤底筋トレーニングの視覚的フィードバック機器として使用されます。手順①、②は、測定モードと同様です。
③「Exercise」ボタンを押すと、ハイレベルトレーニングモードあるいはローレベルトレーニングモードが切り替わります。画面には右下に「H」（ハイレベルトレーニングモード）、左下に「L」（ローレベルトレーニングモード）が表示されます。
④開始直前に、「Start/Stop」ボタンを押します。音声ガイダンスは測定モードと同様の内容です。

⑤画面の腟圧値の変化を目視しながら、骨盤底筋群の最大随意収縮を試みます。このとき、腟を引き締め、骨盤底筋群は可能な限り強く、頭側方向に引き上げるように動かします。数値を見ながら骨盤底筋群を収縮させることで、動かし方のコツをつかみます。また、収縮させた後は骨盤底筋群がリラックスすることも、数値を見ながら確認してください。

⑥運動時間はローレベルトレーニングモードが15分間、ハイレベルトレーニングモードが20分間と設定されています。トレーニング終了後、自動的に終了します。あるいは、「Start/Stop」ボタンを押すと、空気が抜け終了となります。

〈引用・参考文献〉
1) Bø, K. et al. Pelvic floor muscle exercise for the treatment of female stress urinary incontinence. I. Reliability of vaginal pressure measurements of pelvic floor muscle strength. Neurourol Urodyn. 9 (5), 1990, 471-7.
2) Frawley, HC. et al. Reliability of pelvic floor muscle strength assessment using different test positions and tools. Neurourol Urodyn. 25 (3), 2006, 236-42.
3) Sigurdardottir, T. et al. Test-retest intra-rater reliability of vaginal measurement of pelvic floor muscle strength using Myomed 932. Acta Obstet Gynecol Scand. 88 (8), 2009, 939-43.

ケアと指導の実際
③生活指導・行動療法

日本コンチネンス協会 会長　**西村かおる**

> **Point**
> 1. 生活指導には減量、運動、食事、便秘改善が含まれます。
> 2. 生活指導は項目別に考えるのではなく、食事改善を中心に生活全体にアプローチすることが大切です。
> 3. 行動療法の計画療法には、膀胱訓練、排尿誘導が含まれます。
> 4. 行動療法を成功させるためには、指導者との信頼関係が重要です。

1 はじめに

『女性下部尿路症状診療ガイドライン』では行動療法として生活指導（lifestyle intervention）、理学療法（physical therapies）、計画療法（scheduled voiding regimens）[1]を挙げています。生活指導の具体的項目としては減量・運動・仕事・禁煙・食事・便秘改善が示されています。計画療法としては、膀胱訓練（bladder training）、排尿誘導として定時排尿誘導（timed voiding）、排尿促進法（prompted voiding）、それらを統合した行動療法統合プログラム（behavioral modification program）があります。本稿では、生活指導と膀胱訓練、そして排尿誘導には習慣化排尿誘導（habit training）を付け加えてその具体的方法を述べます。

2 生活指導

生活指導のうち、減量、運動、食事、便秘改善はバラバラに考えるのではなく、食事を中心としてひとまとめの生活習慣の改善と考えることが大切です。その理由は、図1に示すように、それぞれの項目が深く関係しあっているからです。

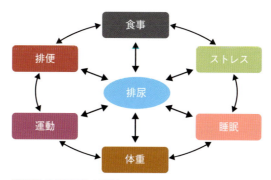

〘図1〙生活要素の関連

　尿失禁の悪化要因とされる肥満を例にとると、肥満の原因として不適切な食事と運動不足は直接関係しています。また腸内細菌叢の乱れは肥満の原因となりますが、便秘の原因でもあり、食物繊維の少ない食事の結果でもあります。また肥満があると無呼吸症候群の原因となり睡眠不足、夜間多尿・頻尿につながります。それらはストレスとなり摂取行動につながる可能性がありますが、ストレスそのものが原因で睡眠障害となり、夜間頻尿にもつながりかねません。これらの改善のためには、要素がかかわりあっていることを理解したうえで、一人ひとりの生活を確認し、強みを見つけて、最も改善しやすい方法を引き出すことが重要です。

減量・食事・運動

　肥満の定義は BMI 25 以上とされていますが、体重増加によって骨盤底筋群や膀胱が圧迫され、失禁の悪化要因となります。BMI 25 以下でも急激に太って、明らかに尿失禁が悪化したという人は減量の対象と考えます。肥満の要素として、遺伝、不適切な食生活、運動不足、ストレス、社会的要因があり[2]、便秘の確認のためにも の項目を検討します。減量のためには食事日誌と生活活動日誌から現状を把握し、可能性のある行動修正を実施します。方法としては食事の改善が中心になります。糖質を過剰摂取しないように栄養バランスを考慮し、食物繊維を積極的に摂取し、野菜から食べ始めるようにして急激な血糖値上昇を抑え、満腹中枢を刺激します。また食事を楽しむことに集中し、30 回以上を目安によく噛みます。

　運動は、体重の負荷により故障がでないように日常生活で実施できる筋ト

【表】肥満の要素

1	デザートは別腹と考えてしまう	食生活
2	ごはんや麺類が野菜より好き	
3	揚げ物や脂っこい食べ物が大好き	
4	食べるのが早い	
5	便秘しやすい	腸内環境
6	膝や腰が痛い	運動不足
7	車を利用し、運動はほとんどしない	
8	イライラすると食べたくなる	ストレス
9	食べることに罪悪感を感じている	
10	家族、友人に太った人が多い	社会環境

レやウォーキングなど、隙間時間に実行できるものを心掛けます。具体的には日常生活での歩数増加による運動量の増加を基本としますが、肥満で膝や腰に負担が大きい場合は、プールでの水中ウォーキングや、室内で簡単にできるスクワット運動などを骨盤底筋訓練と一緒に実施するように指導します。最近は携帯電話のアプリで活動量や食事カロリーの計算もできるので、可能であれば活用も検討します。

急激な減量はリバウンドする可能性が高く、身体的な負担も大きいため、ライフスタイルを見直しながら、あせらず気長に生活の改善を継続することが大切です。

便秘の改善

便秘は肥満と同様に骨盤底筋群と膀胱を圧迫し、尿失禁を悪化させます。下剤は下痢を引き起こすことがあり、便失禁を伴うこともあるのでお勧めできません。便秘の改善も食事が中心となります。食事はプレバイオティクス（食物繊維、オリゴ糖など腸内細菌の餌となる食品）とプロバイオティクス（腸内細菌を含む発酵食品）、またそれらが合わさったシンバイオティクス（納豆やフルーツヨーグルトなど）を積極的に摂取し腸内環境を整えます。腸内環境が整うと排便に効果があるだけでなく、代謝が上がり、やせやすくなります。具体的には1日の食物繊維摂取量20〜30gを目標とし、同時に発酵食品を積極的に摂取します。

3 膀胱訓練〖図2〗

　膀胱訓練は尿意をある程度我慢して膀胱を広げ、安定させる訓練です。尿意は膀胱容量の半分ほどで感じるので、早めにトイレに行く習慣をつけていると膀胱は小さくなります。排尿日誌をつけ、最大排尿量を確認したうえ、それ以下ではできるだけ排尿しないように現実的な目標を立て、尿意を我慢し、排尿日誌で評価していきます。

　尿意は波のようにやって来るので、数度の尿意を我慢して、限界に近づいた尿意がいったん落ち着いたところで排尿以外のことを考え、あせってトイレに行かないようにします。尿道を閉めるために骨盤底筋群をしっかり締め、準備が整うまで気を抜かないようにすると効果的です。摂取した水分の量にもよりますが、ある程度我慢して3～4時間あけて排尿できることが理想的です[3]。

4 計画療法

　計画療法として排尿誘導が挙げられます。排尿誘導は、自発的にトイレに行く動作がみられないときやトイレがわからないような場合に行います。排尿誘導は①排尿促進法、②習慣化排尿誘導、③定時排尿誘導に分類されています。

排尿促進法

　排尿促進法は、ある程度、尿意の自覚がある人に尿意の確認やトイレ誘導を行い、成功した場合は褒めることで失禁の改善を目指す治療法です。プロ

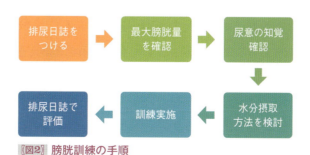
〖図2〗膀胱訓練の手順

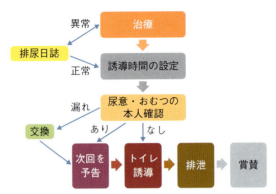

図3 排尿自覚行動療法の手順

トコルどおり、きちんと実践すれば短期間で日中のおむつは外れるというエビデンスが出ています。ただし、夜間に関してはおむつが外れるとは言えません。

プロトコルを 図3 に示しました。誘導する人との関係がよいこと、そしてその人がうれしいと感じる褒め方が重要です。

習慣化排尿誘導

習慣化排尿誘導はその人の生活習慣に合わせて、トイレに誘導する方法です。例えば、起床時、朝食後、昼食前といったような習慣の前後などに決めて誘導します。この習慣に合わせてうまく排尿できる人にとってはリズムもつきますし、ケアする人にとっても忘れることなく、実行できます。しかし、習慣の時間がずれたり、あるいはこのタイミングに合わない膀胱機能をもっている場合は失敗してしまうことになります。

個人の生活習慣に合わせることが大切なので、家庭やグループホームなど少人数で対応可能な環境が必要です。

定時排尿誘導

ケア側が一定の時間を設定して、トイレに誘導する方法です。例えば、2時間おきなどで誘導します。本人が尿意を訴えない場合や、時間をあけると漏れてしまうような場合は有効です。

このように排尿誘導といっても、目的と対象者が異なるため、各方法を理解して誘導することができると双方にとって負担がありません。ただ、どの方法が的確かを見極めるためには排尿日誌をつけることが必要です。

5 おわりに

　いずれの方法も、本人のモチベーションを引き出すことが基本です。改善後にどうなりたいかという希望をもとに長期目標を設定し、主体性を引き出すことが重要です。そのためケアする者は、本人の生活を理解し、現実的で実行可能な方法を具体的に提示して短期目標を設定します。もし実行できなかったとしても責めるのではなく、少しでもできたことを褒め、より具体的にできる方法を検討します。それにはケア者の前向きにサポートする姿勢と患者との信頼関係が大切です。またケア者自身が骨盤底筋訓練や運動、適正体重を維持してモデルとなり、コンチネンスセルフケアの延長上に患者のケアがあると考えて日々実践することが大切であると思います。

〈引用・参考文献〉
1) 日本排尿機能学会女性下部尿路症状診療ガイドライン作成委員会編. 女性下部尿路症状診療ガイドライン. 東京, リッチヒルメディカル, 2013, 82-93.
2) 大野誠ほか. 肥満症の生活指導. 東京, 医歯薬出版, 2011, 62-148.
3) 谷口珠実ほか. 下部尿路機能障害の治療とケア. 大阪, メディカ出版, 2017, 170-7.

ケアと指導の実際
④ペッサリー療法

杏林大学医学部付属病院 皮膚・排泄ケア認定看護師　**平山千登勢**

> **Point**
> 1. ペッサリーは、尿失禁や骨盤臓器脱などの疾患に対して、治療とともにQOL向上に幅広く活用されています。
> 2. ペッサリーの管理には、大きく分けて自己着脱と連続装着があります。
> 3. ペッサリーの管理における看護師の役割は、ペッサリー管理や有害事象についての説明と観察で、治療が継続でき、QOLの低下を招かないようにサポートすることです。

1 はじめに

　ペッサリーは、骨盤臓器脱や腹圧性尿失禁に対して、ガイドラインで推奨される保存療法の一つです。手術療法を受けることなく、症状緩和が図れる効果的な治療として長期的、また、手術療法を受けるまでの短期的にも活用されています。ペッサリー療法を安全に実施・継続するため、導入時から日常生活における注意点や対処法を指導することが大切です。

2 ペッサリーの種類とサイズ 【表】

　ペッサリーは、保険診療で使用できるものと、自費で購入するものがあります。適切なペッサリーのサイズは、違和感のない範囲で最大のもので、目安は腟口の長径より1〜2cm大きいサイズがよいという文献もあります。
　一般的に保険診療で使用するのは、ウォーレス®・リング・ペッサリーとキタザト®・リング・ペッサリーです。ウォーレス®・リングは、ポリ塩化ビニル製で、最も一般的に使用されている製品です。サイズは50mmから80mmまで3mmごと、85mmから100mmまで5mmごと、最大110mmまであります。キタザト®・リングは、ナイロン樹脂製で、ウォーレス®・リ

ングと同様のO型と、少し立ち上がった突起部で臓器を支え、正円形でないため圧迫による腟粘膜損傷が少ないM型の2種類があります。どちらもサイズは55mmから80mmまで5mmごとにあります。

　自費購入するMilex™ペッサリーは、柔らかいシリコン製でさまざまな形状から選択することができます。選択について、以下の内容記載があります。

・リング、サポートリング、ノブ付きリングは軽度（ステージⅠ～Ⅱ）の骨盤臓器脱に適しています。ノブ付きリングは腹圧性尿失禁の予防にも使用されます。

・ステージⅡ～Ⅲでリングタイプがフィットしない場合は、ドーナツやゲルホーンが次候補となります。

・ステージⅢ、Ⅳの骨盤臓器脱や他のペッサリーがフィットしない場合、キューブが次候補となります。穴なしが基本ですが穴ありタイプもあります。キューブが保持できない場合はタンデムキューブが次の手段となります。

《表》ペッサリーの種類

区分		ペッサリーの名称	形状	サイズ
保険診療		ウォーレス®・リング		85～110mm 16サイズ
		キタザト®・リングO型		55～80mm 6サイズ
		キタザト®・リングM型		
自費診療	Milex™	リング		44～108mm 11サイズ
		ドーナツタイプ		51～95mm 8サイズ
		ゲルホーンタイプ		38～95mm 10サイズ
		ゲルホーンショートタイプ		38～95mm 10サイズ
		ノブ付きリング		44～108mm 11サイズ
		サポートリング		44～108mm 11サイズ
		キューブタイプ		25～57mm 8サイズ
		タンデムキューブ		35～57mm 6サイズ

3 フィッティング

　医師の診察で臓器脱の部位や大きさとともに、腟の奥行や腟口の大きさ、ペッサリー装着時の快適さなどを確認しながら、どの形状や大きさのペッサリーが適切か確認することを、一般的にフィッティングと言います。

　海外の専門家は、「①骨盤底障害の症状改善、②使用者が快適、③活動および排泄中にペッサリーが腟内に保持される、④排尿または排便が妨げられない、⑤腟の炎症を起こさないペッサリーを見つけること」と述べています。また、日本のガイドラインには「初回装着後、自然脱落や出血がなければ1～2週間後に装着状態を点検する」と記されています。装着状態の確認方法や内容は、各施設や医師の考え方によりさまざまですが、ペッサリー挿入後に歩行や努責を掛ける、排尿するなどを実施し、①～⑤の指標に照らして問題のないペッサリーを選定します。腹圧が加わる動作や開脚する動作でペッサリーが脱落することが多いため、普段何気なく行っている階段昇降や、開脚して屈むなど、いくつかの腹圧が掛かる動作と腟口が広がりやすい動作を取り入れてフィッティングをするとよいでしょう。

4 ペッサリー装着時の注意点

　どのような体位でペッサリーを挿入するかも大切なポイントです。医療者を含む他者が挿入する場合は、内診台で開脚して挿入するのが一番簡便です。内診台がなくても、患者を仰臥位にし、両膝を立てて開脚し挿入すると、スムーズに装着できます。おもに、自身で挿入する場合には、立位で足は肩幅以上にしっかり開き、膝を少し曲げて腰を落とした、中腰の屈んだ姿勢で大きく開脚して挿入します（図1-a）。中腰や開脚が難しいときは、片足を一段高い段差の上に置いて前屈みになると開脚しやすくなります（図1-b）。屈んだ姿勢が難しいときは、腟口が座面から離れるような状態で椅子に浅めに座って開脚し、挿入することも可能です（図1-c）。いずれも、挿入する人が操作しやすい、開脚可能な体位を検討する必要があります。

　ウォーレス®・リングやMilex™のリング、ドーナツタイプ、サポートリングなどの円形ペッサリーは、リングに前後の区別がないので、どの方向か

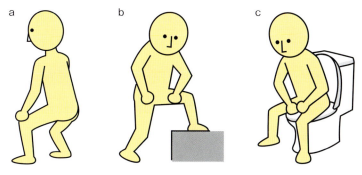

a　立位で腰をかがめた開脚姿勢、b　片足を段差にあげて開脚、c　坐位で開脚
《図1》ペッサリー挿入時の体位

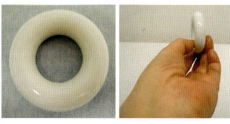

《図2》小さいリングの挿入方法

らでも挿入することができます。

　小さいサイズのものは、そのままの形状でリングを垂直に持ち、腟口から真っすぐ上に向けて挿入します。このとき、両手の指先または手掌で押し上げるように挿入するとよいでしょう（《図2》）。

　大きいサイズや太めのリングは、垂直にして下方1/3の部分を持ち、片手の手掌で折り曲げて細くしてから、腟口から上に向け真っすぐに挿入します。最後に両手指先か手掌で押し上げるように挿入します（《図3、図4、図5》）。

　ノブ付きリングは、リングの一部太い部分で尿道を支えるため、そこに尿道が当たるように、ノブが前側になるよう挿入します。ノブ部分が前側に来るようにペッサリーを折り曲げ、下方1/3の部分を持ち挿入します。挿入後、ノブが前側にあるか腟口から指を入れて確認するとよいでしょう（《図6》）。

　キタザト®・リングのM型は、全体が細く持ちやすいため、挿入時は丸くなっている部分を斜めに傾けて挿入し、切れている部分が後側になるように挿入します（《図7、図8》）。

　ゲルホーンタイプは円盤状の部分で臓器を支え、分泌物が排出されるよう

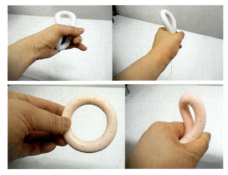

〘図3〙 大きいリングの挿入方法

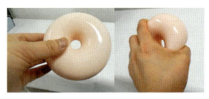

〘図4〙 ドーナツタイプの挿入方法

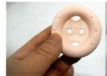

〘図5〙 サポートリングの挿入方法

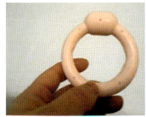

〘図6〙 ノブ付きリングの挿入方法

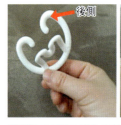

〘図7〙 M型の挿入方法

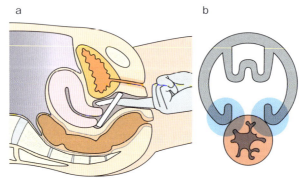

〘図8〙 M型挿入中のイメージ
a　M型の挿入方法、b　M型挿入中のイメージ図

　に棒状部分が腟口側を向いた状態で腟内に留まります。円盤部分を指か手掌で折り曲げ、円盤部分から挿入します（〘図9〙）。

　キューブタイプおよびタンデムキューブは、四角い形状の凹んだ部分で臓器を支えます。四角い部分を指か手掌で折り曲げ、細くなった部分から挿入します。キューブタイプに付属している紐は、外すときに引っ張るためのものではなく、挿入中であることがわかるようにしているものです。タンデム

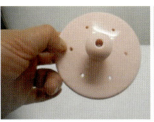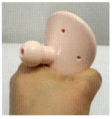

〚図9〛 ゲルホーンタイプの挿入方法

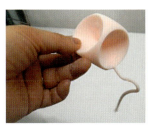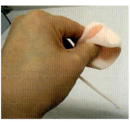

〚図10〛 キューブタイプの挿入方法

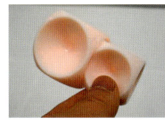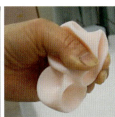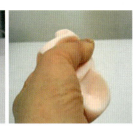

〚図11〛 タンデムキューブの挿入方法

　キューブは、キューブ型が2つ重なっている形状のものですが、大きいキューブ部で臓器を支えるため、大きいキューブ部分を手掌で折り曲げ、細くなった部分から腟口へ挿入していきます（〚図10、図11〛）。

　ペッサリーのどこで臓器を支えるかを踏まえ、挿入する方向を説明する必要があります（〚図12〛）。挿入しやすいよう、潤滑剤やワセリンなどを使用することもありますが、ペッサリーをしばらく微温湯で温めると、素材に柔軟性が増して折り曲げやすく、濡れて挿入しやすくなります。

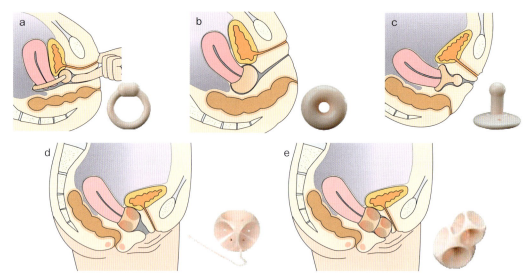

〖図12〗 ペッサリー挿入中のイメージ図
a　ノブ付きリング、b　ドーナツタイプ、c　ゲルホーン／ゲルホーンショートタイプ、d　キューブ（穴なし・穴あり）タイプ　e　タンデムキューブ

5　ペッサリー装着中の管理・注意点

　　日本産科婦人科学会のガイドラインには、「長期にわたって連続的に着用すると、腟粘膜びらん、断裂をきたし、帯下、出血の原因となる。放置すると腟内に埋没することがあり、原則的には患者自身による脱着を指導する。困難な場合は定期的管理（挿入後1～2週間目、次いで2～3ヵ月間隔）を行い、腟壁の圧迫壊死や潰瘍の発生をチェックする」、「ペッサリーの管理法について明らかなコンセンサスは存在しないが、初回装着にあたり十分な指導を行い、自然脱落や出血がなければ2週間後に装着状態を点検、その後1年間は1～3ヵ月ごと、1年を経過後は1～6ヵ月ごとに診察し、腟びらんなどの有害事象のチェックと適切なペッサリーの洗浄や交換を行うプロトコルが提唱されている」と記されています。また、日本女性医学学会では、「外来でペッサリーのサイズを選び、疼痛や違和感を意識せず日常動作をこなせるようであれば、3ヵ月ごとに受診させ、整復の安定感や使用中の違和感、疼痛、腟粘膜の損傷や出血、装着中の下部尿路機能、衛生状態（腟炎や臭気）などをチェックする。しばらく外科的治療の見通しが立てにくい場合には、自己着脱の実技を指導し日中に装着、夜間は抜去させるのがよい。高齢者で

は、さまざまな事情でペッサリーの通院管理が途絶えてしまうことがある。歩行が難しい、あるいは長期的な病気療養が見込まれる場合は、ペッサリーはQOL改善にほとんど役立たず、一方で膿瘍、瘻孔、敗血症などが懸念され、ペッサリーを抜去するよう指導する」と述べています。以上から、装着中の管理や注意点として①有害事象の観察、②有害事象の予防と症状緩和、③ペッサリーの装着管理（自己着脱と継続装着）の3つが挙げられます。

有害事象の観察

　ペッサリー挿入に伴い、腟分泌物の増加や悪臭、腟粘膜の炎症や損傷、痛みや出血、違和感、不快感、排尿・排便困難、尿・便失禁などが起こる可能性があり、これらは国内外のガイドラインにも「有害事象」の注意すべき症状として挙げられています。ペッサリー挿入に伴い、上記症状の有無と程度を日々確認することと、どのような変化や異常で受診が必要なのかをペッサリー挿入中の本人および介護者に伝えます。また、装着状況、腟粘膜や排泄状態の確認のため、定期受診の必要性も併せた説明が、重篤な有害事象に至らないための指導として必要です。

有害事象の予防と症状緩和

　有害事象の観察とともに、その症状の予防・緩和法について説明・指導することもペッサリー療法を実施・継続するために大切です。ペッサリーが下垂したり、脱落しそうなときは、腟口を押してペッサリーを押し上げたり、骨盤底筋訓練や腟口の収縮を数回するだけでも症状が緩和されることがあります。また、排泄姿勢を取る前に腟口を押さえペッサリーを押し上げることや、特に排便時は腟口を押さえて排泄する、排便前にペッサリーを外し、排便後に再挿入する（自己着脱）指導も脱落予防の一つです。痛みや違和感があるときは数回足踏みをしたり、特にノブ付きリングやゲルホーン、M型リングなどは腟口に指を入れて正しい位置に戻るようペッサリーを少し動かすと緩和することもあります。出血や腟分泌物の増加・悪臭は、腟炎や腟粘膜損傷の可能性があるため、ペッサリーを一定期間装着せず、医師の処方による腟錠や軟膏塗布で改善を図ることもあります。排尿困難時は、ペッサリーサイズを変更したり、便秘はいきみ方やペッサリーの自己着脱指導で改善することもあります。

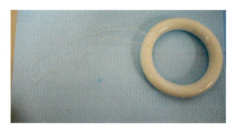

《図13》糸をつけたペッサリー

ペッサリーの装着管理

自己着脱

　自身や介護者が生活や症状に応じてペッサリーを挿入・外すという方法です。自身で行うことが基本ですが、近年では認知機能や手指巧緻性・身体機能低下で、家族介護者が実施することもあります。基本的に、「日中に装着、夜間は抜去させる」というガイドラインに準じ、毎日実施が理想です。難しければ2～3日に1回でも着脱するよう説明します。ペッサリーに縫合糸やたこ糸、デンタルフロスなどの糸を付けると、ペッサリーを引っ張り外しやすくなります（《図12》）。外したペッサリーは洗浄剤で洗い乾燥させ、翌朝に微温湯などで温めてから装着します。

　有害事象の予防だけでなく、QOL向上のために自己着脱を指導する施設が増えていくことを期待します。

継続装着

　自己着脱が困難な場合は、継続的にペッサリーを挿入した状態で治療します。持続的な腟粘膜の圧迫で、腟粘膜損傷や帯下増加など有害事象が発症しやすいため、ガイドラインに準じた診察を短期間・定期的に行うことが必要です。

〈引用・参考文献〉
1) 日本産科婦人科学会. CQ423 性器脱の外来管理は？ 産婦人科診療ガイドライン：婦人科外来編. 2014, 237-40.
2) 日本女性医学学会. "骨盤臓器脱". 女性医学ガイドブック更年期医療編. 東京, 金原出版, 2014, 99-103.
3) 古山将康ほか. 保存的療法適応の立場に立って. 日本産科婦人科学会雑誌. 63 (12), 2011, 163-8.
4) 古山将康. 婦人科疾患の診断・治療・管理 6. 性器の形態異常：位置異常. 日本産科婦人科学会雑誌. 61 (1), 2009, N27-46.
5) 谷口珠実. 女性泌尿器科における看護の役割. 臨床泌尿器科. 69 (3), 2015, 298-302.
6) Atnip, S. et al. Vaginal support pessaries : indications for use and fitting strategies. Urologic Nursing, 32 (2), 2012, 114-25.
7) Milex(TM) ペッサリーパンフレット. フジメディカル（株）.
8) 北里コーポレーション. キタザトペッサリー. http://www.kitazato-pessary.com

ケアと指導の実際
⑤骨盤底サポート下着類の着用効果と指導
（1）骨盤底サポーター

山梨大学大学院総合研究部医学域看護学系 健康・生活支援看護学講座 大学院排泄看護学 教授　谷口珠実
山梨大学大学院総合研究部医学域看護学系 成育看護学講座 大学院母性看護学 教授　小林康江

Point

1. 骨盤臓器脱（pelvic organ prolapse：POP）用の骨盤底サポーター®は市販されており、保険適用はありませんが患者が自由に購入することができます。

2. POP用の骨盤底サポーター®着用前後で、臓器脱に伴ういくつかの症状は改善することが報告されています。

3. 高齢女性では、保存療法と組み合わせることにより、安全な症状緩和の一つとして今後の活用が期待できます。

1 はじめに

　POPの症状を緩和するために、着用することで自覚症状を改善する、あるいは臓器が下垂や脱出しないよう支える下着として、本稿では医療系学会で臓器脱に対する症状改善効果が報告されている骨盤底サポーター®について解説します。骨盤底サポーター®は、POPの症状を緩和することを目的に開発されたもので、現在は商品化されて市販されています。

2 骨盤底サポーター®の構造

　骨盤底サポーター®は、ナイロンとポリウレタンのメッシュ生地からなり、骨盤底を支える構造を姿勢によらず布の張力で維持でき、布の張力により会陰体を挙上し、腟付近を挙上し閉じる設計になっています。腹部の締め付けがなく、マジックテープで着脱するため、手指の巧緻性が低下している高齢者でも着脱が容易な構造です（図1）。

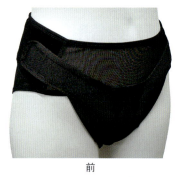
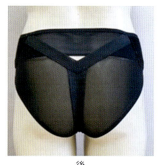

前　　　　　　　　後

《図1》骨盤底サポーター®

3 骨盤底サポーター®の着用による効果

　膀胱造影で膀胱瘤の形状を撮影して評価したところ、非着用時に比べてサポート下着を着用すると膀胱が挙上し膀胱瘤の形状変化が示されました。さらに非着用時に比べ怒責をかけても膀胱瘤が下垂しないことが示されました[1]。その後、日中着用して主観評価を行うと、着用により下垂感などの自覚症状が改善し、日常生活への支障が改善しています[2]。着用を続けて骨盤底筋訓練を実施すると、単独で着用したときに比べて、症状が一層軽減していました[3]。同時に、非着用時に比べて、着用することで頻尿が改善していました。このような症状改善が図れれば、今後、手術の適応に迷う高齢者の保存療法の一選択肢になると考えられます。

4 骨盤底サポーター®を着用する際の指導について

　この用品は、適切な使用方法で装着することにより効果を発揮するため、着用にあたり以下の内容を確認し、指導を行います。骨盤底サポーター®は、通常の下着（ショーツ）の上に重ねて履くものです。

購入前の骨盤底サポーター®のサイズ測定

　通常の下着や洋服の場合、ゆとりなどの好みを基にサイズを決めることが多いですが、骨盤底サポーター®は、適切なサイズを着用しなければ効果が得られません（《図2》）。このため、臥床姿勢で腸骨陵の周囲を測定し、ぴっ

測る長さは2つ!!

A 腰回りの長さ 腰骨の前の出っぱり部分の高さで、メジャーを巻いて測ります。寝た状態で測れればベストです。

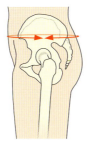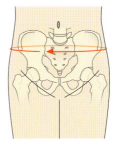

B 肛門から骨盤上端（標準的なショーツのゴムライン）までの長さ

背中の脂肪が厚く、骨盤上端の位置がわかりにくい場合は、付近の脂肪層のくぼみの位置から肛門までの長さを測ってください。

AとBを下の表にあてはめて、正しいサイズを選びましょう。

適用範囲		A 腰囲（cm）		
		75〜85	85〜95	95〜105
B 後股上（cm）	24 以上	80N	90N 平均サイズ	100N
	24 未満	80K	90K	―

※自分で測るのが難しい場合は、家族や泌尿器科または婦人科の医師・看護師に測ってもらうことをお勧めします。

〖図2〗 適切なサイズを着用するための測定部位（文献1より作成）

たりしたサイズを選び購入することが必要です。立位で測定する場合には、患者に下腹部の膨らみを持ち上げてもらい腸骨陵周囲を測定します。毎日の着用により、若干生地が伸びるため、最初から緩めを選ぶ女性には注意が必要です。腹部がふくよかでも、腹部を圧迫しない緩みのある構造であること、腹部が膨張していても下腹部の膨らみのない部位でW字部を固定し、無理に引っ張り過ぎないように注意します（〖図3〗）。現在、保険適用はないため自費で購入となりますが、生地が伸びるため1年ごとに買い換えて使用することを勧めています。

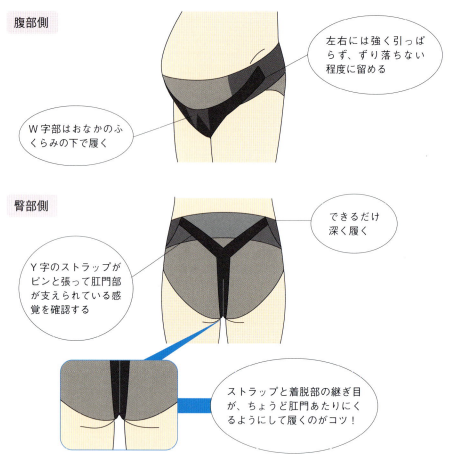

※イラストでは省略していますが、ショーツの上から着用してください。
《図3》 着用のポイント（文献1より作成）

着用時の姿勢

　理想としては、臥床姿勢で脱出した臓器を体内に納めてから骨盤底サポーター®を着用し、立位姿勢となり後側の中心部を上に引き上げ、布地が肛門に当たるくらい深く履きます。しかし、トイレでの排泄のあとは必ずしも臥床姿勢は取れないため、臓器脱があれば修復し前かがみのままでサポーターを着用すると脱出した臓器が突出せず着用しやすいようです。

骨盤底サポーター®とペッサリーリング、骨盤底筋訓練の併用

　ペッサリーリングが脱落する場合には、ペッサリーリングと骨盤底サポーター®を併用すると、日常生活中の脱落が防げます。骨盤底サポーター®を着用すると、脱出した臓器が腟口に挟まることがないため骨盤底筋群の収縮が確実に行えます。骨盤底サポーター®着用のみよりも、着用後に骨盤底筋訓練を実施したほうが症状が緩和することが示されています[4]。

骨盤底サポーター®使用後のフォローアップ

　骨盤底サポーター®を着用することで症状緩和が図れても、根治するわけではないため、定期的な外来受診を行い、臓器脱の程度や自覚症状の変化を評価します。併せて、外陰部や脱出した臓器に骨盤底サポーター®との摩擦で皮膚障害が生じていないかを確認します。臓器脱による日常生活への支障を把握し、保存治療の満足度や他の治療希望を確認します。

5 おわりに

　高齢女性においては、慢性疾患や本人と家族の意向などで手術以外の保存療法を希望する患者も少なくありません。保存療法はペッサリーが使用されてきましたが、長期的な使用にあたっては腟壁のびらんや出血などが生じることがあります。良性疾患であり、多様な用具を活用して症状緩和を図ることも治療の一助になることでしょう。今後は、骨盤臓器に対する骨盤底サポーター®の長期的な評価を含めたエビデンスの蓄積が望まれます。

〈引用・参考文献〉
1) 合同会社アダム医健．http://adam-med.co.jp/product/pelvic-floor-supporter/（2019 年 5 月閲覧）
2) Taniguchi.T, et al. Evaluation of an novel underwear which support the pelvic floor in pelvic organ prolapse patients. ICS, Tokyo, 2016.
3) 谷口珠実ほか．骨盤臓器脱の自覚症状を改善するサポート下着の開発と評価．女性骨盤底医学会誌．2017, p102.
4) Taniguchi.T, et al. Pelvic floor supportive underwear enhances alleviating effect of pelvic floor muscle training on lower urinary tract symptoms in pelvic organ prolapse patients, ics. 2017.

ケアと指導の実際
⑤骨盤底サポート下着類の着用効果と指導
(2) フェミクッション

名古屋第一赤十字病院 女性泌尿器科 部長 **加藤久美子**
同 副部長 **鈴木省治**
名古屋第一赤十字病院 泌尿器科 部長 **服部良平**

> **Point**
>
> 1 サポート下着は骨盤臓器脱（pelvic organ prolapse：POP）の保存療法の選択肢の一つで、脱出物を押し戻してから下着で支えるものです。
>
> 2 フェミクッション®はサポート下着の一つで、下垂症状、下部尿路症状の改善に効果がありますが、圧迫感があったり、着脱がしにくいことがあります。

1 はじめに

POPの有病率は、症状のあるものに限っても5〜10％と報告されています[1]。POPは下垂症状の他、下部尿路症状を高率に伴います。

POPは多くの人が罹患する疾患ですから、多様な治療選択肢が求められます。生活指導や骨盤底筋訓練では改善されない、ペッサリー自己着脱はハードルが高い、手術療法はためらうという人のニーズの隙間を埋める可能性があるのが、サポート下着です。本稿では製品の一つであるフェミクッション®を紹介します。

2 押し戻して下着で押さえる工夫を進化させたサポート下着

POPの生活指導で、トイレでの排尿前、椅子や自転車に座る前、臓器が下がってきたときに、「指で押し戻す」のは基本です[2]。ティッシュで押し戻して排尿する、服の上から押さえる、中腰前屈みでお尻を後ろに突き出した「くの字姿勢」（昔のおばあちゃんの排尿姿勢）をとり脱出物を中に納める、などとよく聞きます。

このように多くの人が経験的に指や姿勢の工夫で脱出物を還納しているのですが、なかには「腟に触れてはいけない」「バイ菌が入る」とためらう人

がいます。腟内にはもともと常在菌がいて、洗った手で触るのは問題ありません。むしろ脱出を放置し膀胱・腟壁の過伸展や虚血で諸症状を悪化させるより、優しく還納した方がよいと、納得がいくよう説明します。

　脱を還納した後にパッドをあて、その上からお腹ゆるめ、股ぴったりめのガードルやボディスーツを履くと、POPの症状が抑えられると言う人がいます。サポート下着はこういった工夫を進化させた製品群です。

3 フェミクッション® とはどんな製品か

　フェミクッション®（図1）はわが国で開発されたサポート下着で、医療機器として医療費控除の対象になります（医療機器届出番号 13B2X10096000001）。半卵形のクッションを、少量の尿・おりものが吸収できるホルダーに装着し、ベルト付き下着（サポーター）で密着させて脱出を防ぎます。体に合ったサ

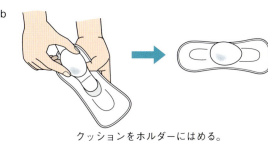
クッションをホルダーにはめる。

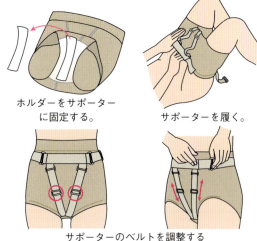
ホルダーをサポーターに固定する。　サポーターを履く。
サポーターのベルトを調整する
㈱女性医療研究所提供の写真をもとに作成

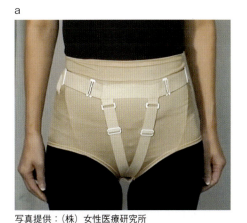
写真提供：㈱女性医療研究所
【図1】フェミクッション®
a　フェミクッション®の着用姿
b　フェミクッション®の着用方法。クッションをホルダーにはめ、サポーター（ベルト付き下着）で固定する

イズのクッション、サポーターを使うことが大切です。

　夜間臥床時は腹圧がかからず脱出はおさまるので、昼間に使用します。外出時だけ使用する人もいます。

4　フェミクッション®の治療成績

フェミクッション®の治療成績を文献[3,4]から紹介します。

2ヵ月継続率

　POP-Q stage Ⅱ～Ⅳの46名（年齢67±11歳、22～84歳）のなかで、34名（74％）が2ヵ月の時点で使用を継続していました。

使用中止の理由

　使用中止の理由（重複回答）は、圧迫感9名、着脱のしにくさ5名、出血2名でした。使用中止には至りませんでしたが、洗浄の手間を指摘する意見が多くありました。

　圧迫感、着脱のしにくさに関しては、通常タイプの他、面ファスナーで素早く着脱でき、ゆったりした履き心地のタイプ（らくらくサポーター）がその後追加されました。ホルダーの洗浄については、洗浄して使う再使用タイプの他、使い捨てタイプが開発されました。

下垂症状の改善

　「歩行時に頼りになる、しっかりする感じ」「安心で歩きやすい」「押さえながら歩いていたのが、さっさと歩ける」「畑仕事でスコップを使うのがやりやすい」と39名（85％）で改善しました。

下部尿路症状の改善

　排尿障害（尿排出障害）では、「最初からスムーズに出る」「指で押さえなくてもさっと出る」「以前は、押さえながら排尿していたので手が汚れたが、今は汚れないので楽」と23名（50％）で改善しました。

　蓄尿障害では頻尿が7名（15％）で改善しましたが、下着を脱ぐのに時間がかかり切迫性尿失禁が悪化したケースが4名（9％）ありました。

その後の経過

2ヵ月継続した34名中の2名は、「タンポンのほうが楽」「脱出が押さえきれなくなった」という理由でその後使用を中止しました。残る32名は平均6.3ヵ月使用し、24名は手術、8名はサポート下着での経過観察となりました。

5 おわりに

サポート下着のフェミクッション®は、POPの下垂症状、下部尿路症状の改善に一定の効果が期待できます。手術を希望しない例、手術待ち期間の対処などで選択肢の一つになります。適切な症例に行うことと使用法をわかりやすく助言することが大切です。

〈引用・参考文献〉
1) Milsom, I. et al. Epidemiology of urinary incontinence (UI) and other lower urinary tract symptoms (LUTS), pelvic organ prolapse (POP) and anal (AI) incontinence. "Incontinence", Abrams P. et al. 6th ed. International Continence Society, 2017, 1-142.
2) 加藤久美子. 意外に多い！骨盤臓器脱. 治療. 93(6), 2011, 1452-5.
3) 加藤久美子ほか. 骨盤臓器脱に対するサポート下着の使用経験. 臨泌. 64(10), 2010, 761-5.
4) 加藤久美子ほか. 女性骨盤底疾患の保存的治療：サポート下着（フェミクッション）. 日女性骨盤底医会誌. 9, 2012, 30-6.

Essay

女性患者と寄り添う
（女性外来で注意すべきポイント）

女性医療クリニック LUNA グループ 理事長　関口由紀

女性患者と寄り添うための4つのポイント

　女性と男性の違いは、大きく考えると、次の4つのポイントに集約できると考えられます。
　①50歳までは、性ホルモンが周期的に変化すること。
　②妊娠・出産すること。
　③50歳を過ぎると、性ホルモンの周期性がなくなること。
　④長生きすること。

50歳代までの女性は自分のケアに使う時間がない

　このうち①、②は、50歳以前の閉経前の女性患者に対して注意しなければならないことです。どんなに理性的で論理的な女性であっても、①によって気分が大きく変化します。つまり患者は、黄体期には落ち込んだり反対にイライラしたりしているのです。また生殖年齢のはじまりである思春期と終わりである更年期には、精神の安定性がさらに失われます。これは、その患者の人間的な質の問題ではなく、ホルモンの問題です。
　②も、女性特有のライフイベントです。人間の子どもは、10歳前後までは養育に手がかかります。最近は、子どもの養育を完璧に折半できるカップルも存在しますが、一般的には、まだまだ女性のほうが子どもの養育を担う負担は大きいと思います。さらに中年期には、親の介護の問題もでてきます。人間は他の哺乳類に比べて、未成熟な子どもを長期に育児しなければならないため、カップルのみで子どもを養育することは、もともと負担が大きいです。そのため、祖父母や地域・職場などの中高年女性が子どもの養育のサポートをすることが、動物行動学的には普通であると考えられます。高齢者の介護は、そのお礼のようなものです。
　つまり50歳代までは女性は忙しく、自分のケアに使う時間はあまりない患者が多いのです。ですからこの年代までの女性には、わかりやすいスピーディーなサービスが必要です。さらに幼児や高齢者をケアしている女性は、言葉を用いない非言語的コミュニケーションの能力が発達しており、これらの女性が患者になった場合は、非言語的コミュニケーションを求める傾向が強くなります。気持ちを汲んであげるという態度がケア

には欠かせません。

60〜80歳の女性には人生100年時代を見据えた指導を

60〜80歳の女性は、③により気分は安定します。さらに月経のトラブルからも解放され、子育て労働の主役ではなくなるので、女性にとっては、60〜80歳代は自由を謳歌できる楽しい時期となります。一方で人生100年時代を迎えた世界有数の高齢社会である日本では、④への対応を閉経後すぐから意識して行うように、医療者が患者に指導する必要があります。まずはがん死しないために、がん検診の習慣をつける必要があります。さらに、脳血管障害・心臓病などを発症させる動脈硬化を進行させないために、生活習慣病（高血圧・糖尿病・高脂血症）を予防・治療する必要もあります。80歳以上になっても痛みなく動ける肉体を維持するために、骨密度管理も欠かせません。骨密度を維持するためには、全身の筋肉運動が必要です。さらに後半人生を謳歌するために、皮膚や心のエイジングケアも必要です。

80歳以降の患者指導には慢性疼痛の知識が必須

最後に80歳以降の女性の人生の後半では、体の痛みの大きさが人生を左右します。女性外来にかかわる医療者には、慢性疼痛の知識も必須です。

閉経関連泌尿生殖器症候群に要注意

最後に泌尿器科の医療従事者として気にかけたい病態が、閉経関連泌尿生殖器症候群（genitourinary syndrome of menopause：GSM）です。これは閉経による性ホルモン分泌低下によって生じる、尿路生殖器の萎縮などの形態変化およびそれに伴う不快な身体症状や機能障害の総称です。従来のVulvovaginal atrophy（萎縮性腟炎）という単語に比較して、症状・病態を包括的に説明する概念とされます。GSMは慢性かつ進行性の疾患であり、中年以降の女性の約半数が罹患していると報告されています。症状は、外陰部乾燥感・灼熱感、排尿困難感、頻尿や尿意切迫感、反復性尿路感染症、性交痛などです。外陰部所見としては、クリトリス包茎、尿道カルンクル、小陰唇縮小、腟内点状出血などがあります。予防は、外陰・腟の保湿と性交渉の継続です。治療は、性ホルモン剤の全身投与や局所投与、さらにフラクショナル炭酸ガスレーザー照射などが行われます。もちろん骨盤底の血流や筋肉量を維持するために、骨盤底リハビリテーション（トレーニング）をベースに指導する必要があります。

Essay

脊椎損傷

東京都リハビリテーション病院 副院長　鈴木康之

患者さんから差す"後光"

　患者さんがさまざまなドラマを抱えて入院してくることは医療者は実感していると思います。東京慈恵会医科大学泌尿器科でもがん患者のさまざまな葛藤を見てきました。しかし、人生経験豊富な患者さんが多いせいか、苦悩を前面に押し出してくる方はほとんどいませんでした。進行しすぎて有効な治療法が見つからないことを告げる際でも、逆に礼を言われることすらあり実に穏やかなものでした。モルヒネが唯一の治療になってからも病室で静かに読書される姿には"後光"が差していました。

　一方で、脊椎損傷の患者さんは強烈でした。私が医局員として最初に派遣されたのが、神奈川県総合リハビリテーションセンターの脊髄損傷病棟でした。臨床研修最後の麻酔科を静岡の基幹病院で終え、大学で普通の泌尿器科医に戻ると勝手に思いこんでいたこともあり、脊椎損傷病棟の罵声は強烈でした。専門書に記載された治療が、患者拒否でまったく進まないことは普通でした。昭和60年代の当該病棟の脊椎損傷のほとんどが若者で"暴走族"のバイク事故が多かった記憶があります。ほんの少し前まで自在に操れる乗り物で自分を最大限に主張し、有頂天になっていた矢先に突きつけられた四肢（下肢）麻痺は、未熟な若者には地獄の苦しみだったと思います。日常会話を放棄する人や無理難題と暴言に明け暮れる人たちも多く、それに的確に対応する同年代の看護師たちのスキルにも驚嘆したものでした。一方で、車椅子をバイクに見立てて前向きに訓練をエンジョイしようとする患者さんもいて、20代にしてタフに生きる大切さを教わったことを覚えています。

　神奈川県のリハビリテーションセンターに2年勤務した後は大学に戻り、普通の泌尿器科医になって4半世紀を臨床・教育・研究と"身に降りかかる雑事と惨事"に追われた私でした。脊椎損傷は整形外科からの依頼でみることはありましたが、多くが急性期でした。ただ、がん治療中心の大学病院泌尿器科では脊椎損傷は珍しく、新進気鋭の若い先生に治療法の講釈を求められることも多々ありました。脊椎損傷であっても、排尿障害管理の基本に何も変わりはありません。とにかく"確実な尿排出"が最優先です。自力で出せなければ薬物療法で、それが無効ならカテーテルによる強制排尿です。

カテーテルには間欠導尿法と留置法があり、病態により使い分けるだけです。実は、最近になり感じることがあります。もちろん清潔間欠自己導尿の素晴らしさに異論を挟む余地はありません。認知機能と上肢の巧緻性、視力が一定水準以上あれば、自己導尿は絶対に選択すべき手段です。反面、留置カテーテル法も医療者の誰もが知る一般的手技で、ドレナージ効果に優れる利点も忘れてはいけません。私は、自己導尿に執心するあまりの失敗も多数経験しました。また、留置法の膀胱瘻は"楽です"と感謝されるかと思えば、下腹部から直接出るカテーテルを嫌悪する患者もいます。すぐれた医療者は患者の病態や心理までを十分に評価して、それぞれの方法の利点・欠点を知ったうえで、最終判断すべきと実感している今日この頃です。

　現在の病院に来てすでに7年が経過しようとしています。時代が変わったためでしょうか、脊椎損傷の原因が交通事故から転落にシフトしてきたような気がしています。また、担当する私も20代の頃のように無闇に理論通りに進めることはせず、多方面への配慮ができる余裕が生まれた？ようにも感じています。丸くなったのは自分の"おなか"だけではないのかもしれません。また、排尿ケアチームが生まれ、皮膚・排泄ケア認定看護師、理学療法士や作業療法士にも排尿管理の相談ができることには隔世の感があり、多職種連携の時代になったことを実感しています。

　先日、人間関係に悩み"転落"した脊椎損傷患者が入院し、さっそく排尿ケアチームが介入しました。涙が出るほど、素直な少女でした。やがてショックから立ち直り、前向きに訓練を始めました。尿道カテーテルが抜去され、骨折で変形した手を器用に使いこなしなんとか導尿しようと懸命に努力する姿には"後光"が差していました。

Essay

排尿障害に対する清潔間欠導尿（CIC）

名古屋大学大学院医学系研究科泌尿器科学　田中純子

女性のCIC指導のコツ

患者が、安心して指導を受けられるように

　CIC（clean intermittent catheterization）を導入する際は、患者の羞恥心や不安感を考慮して指導を進めていくことが大切です。CICが必要なことは理解できても、実際に指導を受ける際に抵抗を感じない患者はいないでしょう。CICの技術を習得することによって、どのような利点があるのか、暮らしのなかで何を可能にするのかを具体的に話し合い、患者自身がCICの指導を受けたいと思えるように導くことが重要です。また、指導を行う医療者は、患者のQOLを向上するための支援者であることを実感してもらえるよう温かい態度で接することを心がけましょう。CICの技術を習得し、患者が自由にどこへでも自信をもって外出できるようになるまで、病棟看護師、外来看護師が連携してサポートしていくことが望ましいでしょう。

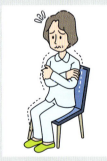

寒くないですか？指導する場所は暖かく！

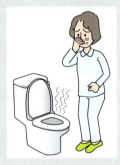

臭くないですか？トイレで指導する際は臭いへの配慮も忘れずに。

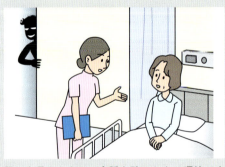

誰にも見られない、会話も聴かれない環境ですか？

鏡を使う？使わない？

　女性が尿道口を目視するには、鏡が必要になります。しかし、CICを行う際に鏡を持ちながらカテーテルを操作するのは大変なことです。また、トイレは室内に比べて照度

が低いため、鏡に映った尿道口を目視するには懐中電灯などの灯りが必要になります。日常生活のなかでCICを継続していくためには、簡単かつ素早くCICを実施できることが重要です。鏡を使わずに（尿道口を目視せずに）導尿ができる技術の習得を目指していきましょう。

どうしたら尿道口にカテーテルを挿入できる？

患者からも、指導者からも「尿道口にカテーテルを挿入しようとすると、腟にカテーテルが入ってしまいます」「尿道口の位置がわからないんです」という相談が多くあります。カテーテル挿入の技術を習得するには、まず患者に腟口を指で触ってもらい、腟口の位置を理解してもらいます。次に、指導者が患者の尿道口にカテーテルを挿入します。カテーテルを挿入した状態で、患者に尿道口を指で触ってもらい、尿道口の位置を理解してもらいます。さらに、腟口と尿道口を交互に指で触ってもらい、これらの位置関係を理解してもらいます。尿道口の位置が理解できるようになれば、カテーテルを挿入する技術は、すぐに習得できます。

女性のための CIC カテーテル

CICは、いつでもどこでも実施し続けなくてはならない排泄行為です。海外旅行に行っても、震災に見舞われても、患者が困ることがないようにするには、どのようなカテーテルでも導尿できるように、日頃からさまざまなタイプのカテーテルを使ってみる経験を積んでおくことが賢明です。また、女性であっても立位で導尿する場合は、男性用の長いCICカテーテルを用いたほうが導尿しやすいことがあります。患者の体格や導尿姿勢、ADL、導尿するトイレの様式などを考慮して、カテーテルを選択しましょう。

女性用の CIC カテーテル

①再利用型カテーテル例

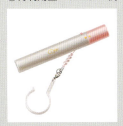

カテーテルの内腔が広いため、尿排出速度が速いカテーテルです。デザイン性も配慮されており、外出先で他者の眼にカテーテルが触れても、心苦しい思いをせずに済みます。

セフティカテ（ピュールキャス）（クリエートメディック株式会社）
9/12/14Fr 全長 125mm

②使い捨て型カテーテル例

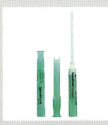

コンパクトで持ち運びしやすいカテーテルです。潤滑性に優れた親水性コーティングで、カテーテルのコシが強いため、尿道口にカテーテルを挿入する際に、カテーテルが折れ曲がることがなく、挿入しやすいと評価されています。

スピーディカテ® コンパクト（コロプラスト株式会社）
8/10/12/14Fr 全長 140mm（カテーテル 70mm）

Appendix

資料編

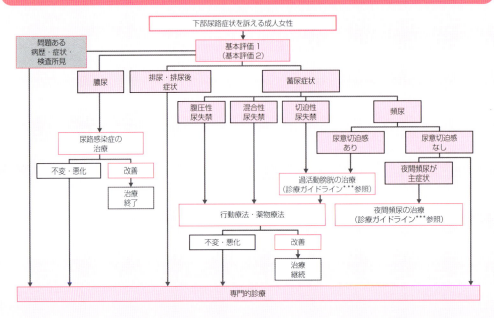

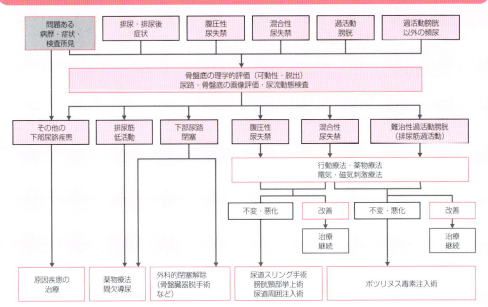

＊日本排尿機能学会過活動膀胱ガイドライン作成委員会編．過活動膀胱診療ガイドライン．東京，ブラックウェルパブリッシング，2005．
＊＊日本排尿機能学会過活動膀胱ガイドライン作成委員会編．過活動膀胱診療ガイドライン改訂ダイジェスト版．東京，ブラックウェルパブリッシング，2008．
＊＊＊日本排尿機能学会夜間頻尿診療ガイドライン作成委員会編．夜間頻尿診療ガイドライン．東京，ブラックウェルパブリッシング，2009．

女性下部尿路症状：初期診療・専門的診療のアルゴリズム
（日本排尿機能学会女性下部尿路症状診療ガイドライン作成委員会編．女性下部尿路症状診療ガイドライン．東京，リッチヒルメディカル，2013，2-5．）

排尿記録の3様式

（日本排尿機能学会ホームページ．http://japanese-continence-society.kenkyuukai.jp/ より引用）

●この1週間の状態にあてはまる回答を1つだけ選んで、数字に○をつけてください。

	何回くらい、尿をしましたか				
1	朝起きてから寝るまで	0 7回以下	1 8〜9回	2 10〜14回	3 15回以上
2	夜寝ている間	0 0回	1 1回	2 2〜3回	3 4回以上
	以下の症状が、どれくらいの頻度でありましたか	なし	たまに	ときどき	いつも
3	がまんできないくらい、尿がしたくなる	0	1	2	3
4	がまんできずに、尿が漏れる	0	1	2	3
5	せき・くしゃみ・運動のときに、尿が漏れる	0	1	2	3
6	尿の勢いが弱い	0	1	2	3
7	尿をするときに、お腹に力を入れる	0	1	2	3
8	尿をした後に、まだ残っている感じがする	0	1	2	3
9	膀胱（下腹部）に痛みがある	0	1	2	3
10	尿道に痛みがある	0	1	2	3

●1から10の症状のうち、困る症状を3つ以内で選んで番号に○をつけてください。

| 1 | 2 | 3 | 4 | 5 | 6 | 7 | 8 | 9 | 10 | 0 該当なし |

●上で選んだ症状のうち、最も困る症状の番号に○をつけてください（1つだけ）。

| 1 | 2 | 3 | 4 | 5 | 6 | 7 | 8 | 9 | 10 | 0 該当なし |

●現在の排尿の状態がこのまま変わらずに続くとしたら、どう思いますか？

| 0
とても満足 | 1
満足 | 2
やや満足 | 3
どちらでもない | 4
気が重い | 5
いやだ | 6
とてもいやだ |

注：この主要症状質問票は、主要下部尿路症状スコア（CLSS）質問票（10症状に関する質問）に、困る症状と全般的な満足度の質問を加えたものである。

主要下部尿路症状スコア（core lower urinary tract symptom score：CLSS）

（日本排尿機能学会男性下部尿路症状診療ガイドライン作成委員会編．男性下部尿路症状診療ガイドライン．東京，ブラックウェルパブリッシング，2008，44．より引用）

以下の症状がどれくらいの頻度でありましたか。この1週間のあなたの状態に最も近いものを、1つだけ選んで、点数の数字を○で囲んで下さい。

質問	症状	点数	頻度
1	朝起きたときから寝るときまでに、何回くらい尿をしましたか	0	7回以下
		1	8〜14回
		2	15回以上
2	夜寝てから朝起きるまでに、何回くらい尿をするために起きましたか	0	0回
		1	1回
		2	2回
		3	3回以上
3	急に尿がしたくなり、がまんが難しいことがありましたか	0	なし
		1	週に1回より少ない
		2	週に1回以上
		3	1日1回くらい
		4	1日2〜4回
		5	1日5回以上
4	急に尿がしたくなり、がまんできずに尿を漏らすことがありましたか	0	なし
		1	週に1回より少ない
		2	週に1回以上
		3	1日1回くらい
		4	1日2〜4回
		5	1日5回以上
	合計点数		点

過活動膀胱の診断基準　尿意切迫感スコア（質問3）が2点以上かつOABSS合計スコアが3点以上
過活動膀胱の重症度判定　OABSS合計スコア
　　　　　　　　　　　　軽症：5点以下　中等症：6〜11点　重症：12点以上

過活動膀胱症状スコア（overactive bladder symptom score：OABSS）

（日本排尿機能学会過活動膀胱診療ガイドライン作成委員会編．過活動膀胱診療ガイドライン．第2版．東京，リッチヒルメディカル，2015，105．より引用）

これらの質問に答える際は、この2週間のあなたの状態を思い起こしてください。

Q1：あなたの今の全般的な健康状態はいかがですか	1つだけ選んでください
とても良い	☐ 1
良い	☐ 2
良くも悪くもない	☐ 3
悪い	☐ 4
とても悪い	☐ 5
Q2：排尿の問題のために、生活にどのくらい影響がありますか	1つだけ選んでください
全くない	☐ 1
少しある	☐ 2
ある（中くらい）	☐ 3
とてもある	☐ 4

以下にあげてあるのは、日常の活動のうち排尿の問題から影響を受けやすいものです。排尿の問題のために、日常生活にどのくらい影響がありますか。
全ての質問に答えてください。この2週間の状態についてお答えください。あなたにあてはまる答えを選んでください。

仕事・家事の制限		全くない	少し	中くらい	とても
Q3a：排尿の問題のために、家庭の仕事（掃除、買物、電球の交換のようなちょっとした修繕など）をするのに影響がありますか？		☐1	☐2	☐3	☐4
Q3b：排尿の問題のために、仕事や自宅外での日常的な活動に影響がありますか？		☐1	☐2	☐3	☐4
身体的・社会的活動の制限		全くない	少し	中くらい	とても
Q4a：排尿の問題のために、散歩・走る・スポーツ・体操などのからだを動かしてすることに影響がありますか？		☐1	☐2	☐3	☐4
Q4b：排尿の問題のために、バス、車、電車、飛行機などを利用するのに影響がありますか？		☐1	☐2	☐3	☐4
Q4c：排尿の問題のために、世間的なつき合いに影響がありますか？		☐1	☐2	☐3	☐4
Q4d：排尿の問題のために、友人に会ったり、訪ねたりするのに影響がありますか？		☐1	☐2	☐3	☐4
個人的な人間関係		全くない	少し	中くらい	とても
Q5a：排尿の問題のために、伴侶・パートナーとの関係に影響がありますか？	☐0 伴侶・パートナーがいないため、答えられない	☐1	☐2	☐3	☐4
Q5b：排尿の問題のために、性生活に影響がありますか？	☐0 性生活がないため、答えられない	☐1	☐2	☐3	☐4
Q5c：排尿の問題のために、家族との生活に影響がありますか？	☐0 家族がいないため、答えられない	☐1	☐2	☐3	☐4
心の問題		全くない	少し	中くらい	とても
Q6a：排尿の問題のために、気分が落ち込むことがありますか？		☐1	☐2	☐3	☐4
Q6b：排尿の問題のために、不安を感じたり神経質になることがありますか？		☐1	☐2	☐3	☐4
Q6c：排尿の問題のために、情けなくなることがありますか？		☐1	☐2	☐3	☐4
睡眠・活力（エネルギー）		全くない	時々ある	よくある	いつもある
Q7a：排尿の問題のために、睡眠に影響がありますか？		☐1	☐2	☐3	☐4
Q7b：排尿の問題のために、疲れを感じることがありますか？		☐1	☐2	☐3	☐4
自覚的重症度　以下のようなことがありますか？		全くない	時々ある	よくある	いつもある
Q8a：尿パッドを使いますか？		☐1	☐2	☐3	☐4
Q8b：水分をどのくらいとるか注意しますか？		☐1	☐2	☐3	☐4
Q8c：下着がぬれたので取り替えなければならないですか？		☐1	☐2	☐3	☐4
Q8d：臭いがしたらどうしようかと心配ですか？		☐1	☐2	☐3	☐4
Q8e：排尿の問題のために恥ずかしい思いをしますか？		☐1	☐2	☐3	☐4

キング健康質問票（King's Health Questionnaire：KHQ）
（日本排尿機能学会女性下部尿路症状診療ガイドライン作成委員会編．女性下部尿路症状診療ガイドライン．東京，リッチヒルメディカル，2013，60-1．より引用．）

1. 全般的健康感
    スコア＝（Q1 のスコア− 1）／4 × 100
2. 生活への影響
    スコア＝（Q2 のスコア− 1）／3 × 100
3. 仕事・家事の制限
    スコア＝（Q3a + 3b のスコア− 2）／6 × 100
4. 身体的活動の制限
    スコア＝（Q4a + 4b のスコア− 2）／6 × 100
5. 社会的活動の制限
    スコア＝（Q4c + 4d + 5c のスコア− 3）／9 × 100*
        *5c のスコアが ≧ 1 の場合
        もし 5c のスコアが 0 の場合は
        （Q4c + 4d + 5c のスコア− 2）／6 × 100
6. 個人的な人間関係
    スコア＝（Q5a + 5b − 2）／6 × 100**
        **Q5a + 5b ≧ 2 の場合
        もし Q5a + 5b = 1 の場合は
        （Q5a + 5b のスコア− 1）／3 × 100
        もし Q5a + 5b = 0 の場合は欠損値（不適用）として扱う
7. 心の問題
    スコア＝（Q6a + 6b + 6c のスコア− 3）／9 × 100
8. 睡眠・活力
    スコア＝（Q7a + 7b のスコア− 2）／6 × 100
9. 重症度評価
    スコア＝（Q8a + 8b + 8c + 8d + 8e のスコア− 5）／15 × 100

KHQ 日本語版による各領域のスコア計算方法
上記の計算により、各領域について 0〜100 のスコアで評価する（スコアが高いほど、QOL 障害が高度）。

キング健康質問票（King's Health Questionnaire：KHQ）つづき
（日本排尿機能学会女性下部尿路症状診療ガイドライン作成委員会編．女性下部尿路症状診療ガイドライン．東京，リッチヒルメディカル，2013，60-1．より引用．）

Prolapse Quality of Life (P-QOL) Version 4

名前 ＿＿＿＿＿＿＿＿＿＿＿＿＿＿＿
年齢 ＿＿＿＿＿＿ 歳
日付 ＿＿＿ 年 ＿＿＿ 月 ＿＿＿ 日

骨盤臓器脱とは腟に下がってくる不快感を起こす膨らみのことです。以下の質問に骨盤臓器脱の症状がなくても答えてください。

あなたの今の全般的な健康状態はいかがですか？
1つだけ選んでください
- とてもよい　○
- よい　○
- よくも悪くもない　○
- 悪い　○
- とても悪い　○

骨盤臓器脱の問題のために、生活にどのくらい影響がありますか？
1つだけ選んでください
- まったくない　○
- 少しある　○
- ある（中ぐらい）　○
- とてもある　○

以下の症状のためにどれくらい影響を受けているか、印をつけてください。

	症状がないため答えられない	ない	少し	中くらい	とても
排尿のためにトイレに頻繁に行くこと	○	○	○	○	○
尿意の切迫感：がまんができない程の強い尿意	○	○	○	○	○
切迫性尿失禁：がまんができない程の強い尿意を伴う尿漏れ	○	○	○	○	○
腹圧性尿失禁：咳、笑うこと、くしゃみなどに伴う尿漏れ	○	○	○	○	○
腟の中や外に膨らみもしくはかたまりを感じること	○	○	○	○	○
1日のうちで腟や下腹部に重い感じや引っ張られる感じがあること	○	○	○	○	○
腟にある膨らみで便がすっきりと出ない感じがあること	○	○	○	○	○
立つとひどくなり、横になると軽くなる腟の不快感	○	○	○	○	○
尿の勢いが弱いこと	○	○	○	○	○
尿を出し切るのに力むこと	○	○	○	○	○
排尿した後に尿がぽたぽた垂れること	○	○	○	○	○

以下の症状のためにどれくらい影響を受けているか、印をつけてください。

	症状や行為がないため答えられない	ない	少し	中くらい	とても
排便後にすっきりしない	○	○	○	○	○
便秘：便を出し切るのが難しいこと	○	○	○	○	○
排便するのに力むこと	○	○	○	○	○
腟の膨らみが性行為の邪魔になること	○	○	○	○	○
腟の不快感とともに腰の痛みが増す	○	○	○	○	○
便を出すのに指を使う	○	○	○	○	○

排便の回数をお答えください	1日2回以上	1日1回	2日に一度	3日に一度	週1回以下
	○	○	○	○	○

以下に挙げているのは、日常の活動のうち骨盤臓器脱の問題により影響を受けやすいものです。骨盤臓器脱の問題のために、日常生活にどのくらい影響がありますか？
すべての質問に答えてください。
あなたにあてはまる答えを選んでください。

仕事・家事の制限

	まったくない	少し	中くらい	とても
骨盤臓器脱のために家庭の仕事（掃除、買い物など）をするのに影響がありますか？	○	○	○	○
骨盤臓器脱のために仕事や自宅外での日常的な活動に影響がありますか？	○	○	○	○

身体的・社会的活動の制限

	まったくない	少し	中くらい	とても
骨盤臓器脱のために散歩・走る・スポーツ・体操などのからだを動かしてすることに影響がありますか？	○	○	○	○
骨盤臓器脱のためにあなた自身が旅行をするのに影響がありますか？	○	○	○	○
骨盤臓器脱のために社会的生活（世間的な付き合いなど）に影響がありますか？	○	○	○	○
骨盤臓器脱のために友人に会ったり訪ねたりするのに影響がありますか？	○	○	○	○

個人的な人間関係

	伴侶・パートナーがいないため答えられない	まったくない	少し	中くらい	とても
骨盤臓器脱のために伴侶・パートナーとの関係に影響がありますか？	○	○	○	○	○

	性生活がないため答えられない	まったくない	少し	中くらい	とても
骨盤臓器脱のために性生活に影響がありますか？	○	○	○	○	○

	家族がいないため答えられない	まったくない	少し	中くらい	とても
骨盤臓器脱のために家族との生活に影響がありますか？	○	○	○	○	○

心の問題

	まったくない	少し	中くらい	とても
骨盤臓器脱のために、気分が落ち込むことがありますか？	○	○	○	○
骨盤臓器脱のために、不安を感じたり、神経質になることがありますか？	○	○	○	○
骨盤臓器脱のために、情けなくなることがありますか？	○	○	○	○

睡眠・活力（エネルギー）

	まったくない	時々ある	よくある	いつもある
骨盤臓器脱のために、睡眠に影響がありますか？	○	○	○	○
骨盤臓器脱のために、疲れを感じることがありますか？	○	○	○	○

骨盤臓器脱の問題を解決するために以下のことを行いますか？
骨盤臓器脱で問題を感じていなくても答えてください

	まったくない	時々ある	よくある	いつもある
タンポン・パッド・きつい下着を使いますか？	○	○	○	○
骨盤臓器脱を押し戻しますか？	○	○	○	○

	まったくない	時々ある	よくある	いつもある
骨盤臓器脱のために痛み、あるいは不快感を感じますか？	○	○	○	○
骨盤臓器脱は立っていることの妨げになりますか？	○	○	○	○

ご協力ありがとうございました。すべての質問に答えたかどうか見直してください。

P-QOL 質問票

（竹山政美ほか．骨盤臓器脱疾患特異的QOL質問票（P-QOL）日本語版の作成と言語的妥当性の検討．日本排尿機能学会誌．25（2），2014，327-36．より引用．）

患者番号（　　　　）名前（　　　　　　　）
年齢（　　　　才）記載年月日（　　　年　　　月　　　日）

> はじめに：これらの質問は、過去4週間のあなたの性的な感じ方や反応についてお尋ねするものです。できるだけ率直に、はっきりと以下の質問にお答え下さい。あなたの回答が外部に漏れることは決してありません。質問に答える際は、以下の定義を参照してください。
>
> ・性行為とは、愛撫、前戯、マスターベーション、膣性交などが含まれます。
> ・性交とは、陰茎（ペニス）の膣内挿入を指します。
> ・性的刺激とは、パートナーとの前戯、自慰（マスターベーション）、性的な空想などが含まれます。

各質問につき、□を1つだけ選び、✓（チェック）してください。

性欲又は性的関心とは、性的な経験をしたいという気持ちや、パートナーの性的な誘いを受ける入れる気持ち、またはセックスについて考えたり空想したりすることなどが含まれます。

質問1．過去4週間に、どのくらいの頻度で、性欲や性的関心がありましたか。
□ 5：ほとんどいつも、またはいつも
□ 4：ひんぱんに
□ 3：ときどき
□ 2：ごくたまに
□ 1：ほとんどない、またはまったくない
質問2．過去4週間に、性的や性的関心はどの程度（レベル）でしたか。
□ 5：非常に強い
□ 4：強い
□ 3：どちらでもない
□ 2：弱い
□ 1：非常に弱い、またはまったくない

性的な高まりとは、肉体・精神の性的な興奮の両方を指します。これには、性器のほてりやうずき、潤滑（ぬれること）、筋肉の収縮なども含まれます。

質問3．過去4週間に、どのくらいの頻度で、性行為または性交の際に性的な高まり（「その気になる」こと）を感じましたか。
□ 0：性行為はなかった
□ 5：ほとんどいつも、またはいつも
□ 4：ひんぱんに
□ 3：ときどき
□ 2：ごくたまに
□ 1：ほとんどない、またはまったくない
質問4．過去4週間に、性行為または性交の際の性的な高まり（「その気になる」こと）はどの程度（レベル）でしたか。
□ 0：性行為はなかった
□ 5：非常に強い
□ 4：強い
□ 3：どちらでもない
□ 2：弱い
□ 1：非常に弱い、またはまったくない
質問5．過去4週間に、性行為または性交の際に性的に高まることについて、どの程度確信をもてましたか。
□ 0：性行為はなかった
□ 5：非常に強い確信がもてた
□ 4：強い確信がもてた
□ 3：まあまあ確信がもてた
□ 2：あまり確信がもてなかった
□ 1：ほとんど、またはまったく確信がもてなかった

女性性機能に関わる指標（Japanese version of the FSFI）
（加藤隆一ほか．子宮摘除術後の女性性機能障害について-FSFI日本語訳試案を用いた検討-．日本性機能学会雑誌．23（1），2008，79-80．より改変）

質問6. 過去4週間に、どのくらいの頻度で、性行為または性交の際の性的な高まり（興奮）に満足しましたか。
☐ 0：性行為はなかった
☐ 5：ほとんどいつも、またはいつも
☐ 4：ひんぱんに
☐ 3：ときどき
☐ 2：ごくたまに
☐ 1：ほとんどない、またはまったくない
質問7. 過去4週間に、どのくらいの頻度で、性行為または性交の際の潤滑（ぬれること）がありましたか。
☐ 0：性行為はなかった
☐ 5：ほとんどいつも、またはいつも
☐ 4：ひんぱんに
☐ 3：ときどき
☐ 2：ごくたまに
☐ 1：ほとんどない、またはまったくない
質問8. 過去4週間に、どのくらいの頻度で、性行為または性交の際の潤滑（ぬれること）はどの程度困難でしたか。
☐ 0：性行為はなかった
☐ 1：きわめて困難、または不可能
☐ 2：とても困難
☐ 3：困難
☐ 4：やや困難
☐ 5：困難ではなかった
質問9. 過去4週間に、どのくらいの頻度で、性行為または性交を終えるまで腟の潤滑（ぬれること）を保てましたか。
☐ 0：性行為はなかった
☐ 5：ほとんどいつも、またはいつも
☐ 4：ひんぱんに
☐ 3：ときどき
☐ 2：ごくたまに
☐ 1：ほとんどない、またはまったくない
質問10. 過去4週間に、性行為または性交を終えるまで腟の潤滑（ぬれること）を保つのはどの程度困難でしたか？
☐ 0：性行為はなかった
☐ 1：きわめて困難、または不可能
☐ 2：とても困難
☐ 3：困難
☐ 4：やや困難
☐ 5：困難ではなかった
質問11. 過去4週間に、どのくらいの頻度で、性的刺激や性交の際にオルガスム（絶頂感）に達しましたか。
☐ 0：性行為はなかった
☐ 5：ほとんどいつも、またはいつも
☐ 4：ひんぱんに
☐ 3：ときどき
☐ 2：ごくたまに
☐ 1：ほとんどない、またはまったくない
質問12. 過去4週間に、性的刺激や性交の際にオルガスム（絶頂感）に達するのは、どの程度困難でしたか。
☐ 0：性行為はなかった
☐ 1：きわめて困難、または不可能
☐ 2：とても困難
☐ 3：困難
☐ 4：やや困難
☐ 5：困難ではなかった

女性性機能に関わる指標（Japanese version of the FSFI）（つづき）
（加藤隆一ほか．子宮摘除術後の女性性機能障害について-FSFI日本語訳試案を用いた検討-．日本性機能学会雑誌．23（1），2008，79-80．より改変）

質問13. 過去4週間に、性行為や性交の際、オルガスム（絶頂感）の達しやすさにどの程度満足しましたか。
□ 0：性行為はなかった
□ 5：非常に満足
□ 4：まあまあ満足
□ 3：満足でも不満でもない
□ 2：やや不満
□ 1：非常に不満
質問14. 過去4週間に、性行為の際にパートナーと気持ちが通じ合うことに、どの程度満足しましたか。
□ 0：性行為はなかった
□ 5：非常に満足
□ 4：まあまあ満足
□ 3：満足でも不満でもない
□ 2：やや不満
□ 1：非常に不満
質問15. 過去4週間に、パートナーとの性的関係にどの程度満足しましたか。
□ 5：非常に満足
□ 4：まあまあ満足
□ 3：満足でも不満でもない
□ 2：やや不満
□ 1：非常に不満
質問16. 過去4週間に、性生活全般にどの程度満足しましたか。
□ 5：非常に満足
□ 4：まあまあ満足
□ 3：満足でも不満でもない
□ 2：やや不満
□ 1：非常に不満
質問17. 過去4週間に、どのくらいの頻度で、腟内挿入中に不快感や痛みがありましたか？
□ 0：性交はしなかった
□ 1：ほとんどいつも、またはいつも
□ 2：ひんぱんに
□ 3：ときどき
□ 4：ごくたまに
□ 5：ほとんどない、またはまったくない
質問18. 過去4週間に、どれくらいの頻度で、腟内挿入後に不快感や痛みがありましたか。
□ 0：性交はしなかった
□ 1：ほとんどいつも、またはいつも
□ 2：ひんぱんに
□ 3：ときどき
□ 4：ごくたまに
□ 5：ほとんどない、またはまったくない
質問19. 過去4週間に、腟内挿入中や挿入後の不快感や痛みは、どの程度（レベル）でしたか。
□ 0：性交はしなかった
□ 1：非常に強い
□ 2：強い
□ 3：どちらでもない
□ 4：弱い
□ 5：非常に弱い、またはまったくない

女性性機能に関わる指標（Japanese version of the FSFI）（つづき）

（加藤隆一ほか．子宮摘除術後の女性性機能障害について -FSFI日本語訳試案を用いた検討 -．日本性機能学会雑誌．23（1），2008，79-80．より改変）

中心的な質問
・全1項目（問1）

問1　次のうちあなたに最もあてはまるのはどちらですか？		
性的活動は全くない。	□1 →	問2　性的活動なし　へ進む。
性的活動がある（パートナーの有無は関係ない）。	□2 →	問7　性的活動あり　へ進む。

パート1：セックスをしないという決定に影響する要因
・全12項目（問2〜問6）

もしあなたに性的活動があるなら、この□に☑して、3ページのパート2に進んで下さい。→□

＊性的活動のある、なしは、自分が性的にアクティブであると考えるかどうかの主観的な評価です。
　性的活動とは、腟性交、愛撫、前戯、自慰（マスターベーション）、性的な空想などが含まれます。

問2　以下は性的活動がない理由のリストです。各項目があなたに性的活動がない理由として、どれくらい強く同意しますか？各質問につき最もよくあてはまる□をひとつだけ選び✓をつけて下さい。

		強く同意する	いくらか同意する	あまり同意しない	全く同意しない
a	パートナーがいない	□1	□2	□3	□4
b	関心がない	□1	□2	□3	□4
c	膀胱や腸の問題（尿または便失禁）または骨盤臓器脱（腟内に膨らみがある、または膨らみを感じる）のため	□1	□2	□3	□4
d	私の他の健康上の問題のため	□1	□2	□3	□4
e	痛み	□1	□2	□3	□4

問3　尿や便の漏れや、腟内のふくらみ（膀胱または直腸または子宮の脱出）に対する恐れは、どれくらい性的活動を避けたり制限したりする原因になりますか？
　□1　全くない
　□2　少し
　□3　時々
　□4　とても

問4　以下の各項目において、あなたのセックスライフについてどのように感じているかを、1から5までの中で最も良く表わす数字に〇をつけて下さい。

				評価			
a.	満足	1	2	3	4	5	不満足
b.	十分	1	2	3	4	5	不十分

問5　以下の各項目に、あなたはどれくらい強く同意しますか？

		強く同意する	いくらか同意する	あまり同意しない	全く同意しない
a	私のセックスライフに欲求不満を感じる	□1	□2	□3	□4
b	失禁や骨盤臓器脱のために性的に劣っていると感じる	□1	□2	□3	□4
c	失禁や骨盤臓器脱が私のセックスライフに及ぼしている影響のために憤りを感じる	□1	□2	□3	□4

問6　全体として、あなたが性的に活動的でないことは、あなたにとってどれくらい問題になるくらい気になりますか？
　□1　全くない
　□2　少し
　□3　多少
　□4　とても

　　　　　性的活動なしの人に対しての質問はこれで終了です。ご協力ありがとうございました。

PISQ-IR（骨盤臓器脱、尿失禁、便失禁を伴う女性の性機能）

（巴ひかるほか．骨盤臓器脱，尿失禁，便失禁を伴う女性の性機能質問票（PISQ-IR）の日本語版作成と言語学的妥当性の検討．日本泌尿器科学会雑誌．105（3），2014，102-11．より転載）

パート2：性的活動ありの人
・全21項目（問7～問20）

この調査の残りの項目は、この手の調査ではあまり質問されない話題に関する項目です。これに対するあなたの回答は秘密にしますし、あなたの主治医には報告されません。できるだけ正直にはっきりとお答え下さい。

問7 あなたはどのくらいの頻度で、性的活動中に性的興奮（身体的興奮または感情的興奮）を感じますか？
- □1 全くない
- □2 ほとんどない
- □3 時々
- □4 たいてい
- □5 ほとんどいつも

問8 性的活動中、あなたはどれくらいの頻度で以下の各項目を感じますか？

	全くない	ほとんどない	時々	たいてい	ほとんどいつも
a. 達成感	□1	□2	□3	□4	□5
b. 恥ずかしさ	□1	□2	□3	□4	□5
c. 失禁や骨盤臓器脱のための恐れ	□1	□2	□3	□4	□5

問9 あなたはどれくらいの頻度で、あらゆるタイプの性的活動に伴い尿や便を失禁しますか？
- □1 全くない
- □2 ほとんどない
- □3 時々
- □4 たいてい
- □5 ほとんどいつも

問10 あなたが過去に経験したオルガズム（性的絶頂感）と比べて、今のあなたのオルガズムはどれくらい強いですか？
- □1 かなり弱い
- □2 弱い
- □3 同じ強さ
- □4 強い
- □5 かなり強い

問11 あなたはどれくらいの頻度で、性交中に痛みを感じますか？（もしあなたが性交をしていないのであれば、6の□に✓して次の質問に進んで下さい。）
- □1 全くない
- □2 ほとんどない
- □3 時々
- □4 たいてい
- □5 いつも
- □6 性交はしていない

問12 あなたにはセックス・パートナーがいますか？
- □1 はい → 問13 へ進む。
- □2 いいえ → 問15 へ進む。

問13 あなたのパートナーはどれくらいの頻度で、あなたの性的活動を制限するような問題（性的な興奮、性的欲求、勃起、などの欠如）がありますか？
- □1 いつも
- □2 ほとんどの時
- □3 時々
- □4 ほとんどない／まれに

PISQ-IR（骨盤臓器脱、尿失禁、便失禁を伴う女性の性機能）（つづき）

（巴ひかるほか．骨盤臓器脱，尿失禁，便失禁を伴う女性の性機能質問票（PISQ-IR）の日本語版作成と言語学的妥当性の検討．日本泌尿器科学会雑誌．105（3），2014，102-11．より転載）

問 14	総じて、以下の各項目についてあなたのパートナーはどのような影響を及ぼしていると思いますか？				
		非常に良い影響	いくらか良い影響	いくらか悪い影響	非常に悪い影響
a.	あなたの性欲	☐1	☐2	☐3	☐4
b.	あなたの性的活動の頻度	☐1	☐2	☐3	☐4

問 15　あなたは性的活動の最中に、どれくらいの頻度でもっと求める気分になりますか？
- ☐1　全くない
- ☐2　ほとんどない
- ☐3　時々
- ☐4　たいてい
- ☐5　いつも

問 16　あなたはどれくらいの頻度で性欲がありますか？これはセックスをしたくなる、性的なことを考えたり空想したりする、などを含みます。
- ☐1　毎日
- ☐2　週1回程度
- ☐3　月1回程度
- ☐4　月1より少ない
- ☐5　ない

問 17　あなたの性欲や関心のレベル（程度）はどれくらいですか？
- ☐1　非常に高い
- ☐2　高い
- ☐3　ふつう
- ☐4　低い
- ☐5　非常に低い、または全くない

問 18　尿や便の漏れや、腟内のふくらみ（脱出）に対する不安は、どれくらいあなたの性的活動を避ける原因になりますか？
- ☐1　全くない
- ☐2　少し
- ☐3　多少
- ☐4　とても

問 19　以下の各項目において、あなたのセックスライフについてどのように感じているかを、1から5までの中で最も良く表わす数字に〇をつけて下さい。

		評価					
a.	満足	1	2	3	4	5	不満足
b.	十分	1	2	3	4	5	不十分
c.	自信がある	1	2	3	4	5	自信がない

問 20	以下の各項目に、あなたはどれくらい強く同意しますか？				
		強く同意する	いくらか同意する	あまり同意しない	全く同意しない
a	私のセックス・ライフに欲求不満を感じる	☐1	☐2	☐3	☐4
b	失禁や骨盤臓器脱のために性的に劣っていると感じる	☐1	☐2	☐3	☐4
c	私のセックス・ライフについて恥ずかしいと感じる	☐1	☐2	☐3	☐4
d	失禁や骨盤臓器脱が私のセックス・ライフに及ぼしている影響のために憤りを感じる	☐1	☐2	☐3	☐4

性的活動ありの人に対しての質問はこれで終了です。ご協力ありがとうございました。

PISQ-IR（骨盤臓器脱、尿失禁、便失禁を伴う女性の性機能）（つづき）

（巴ひかるほか．骨盤臓器脱，尿失禁，便失禁を伴う女性の性機能質問票（PISQ-IR）の日本語版作成と言語学的妥当性の検討．日本泌尿器科学会雑誌．105（3），2014, 102-11．より転載）

日付 20　　年　　月　　日
氏名　_____

【合計スコアの算出】
J-PFDI-20は、3つの尺度、20項目の質問によって構成されている。
それぞれの質問に、0〜4の5ランクの回答を選択する。

合計スコア＝ (POPDI-6の合計点) ／6×25
　　　　　＋ (CRADI-8の合計点) ／8×25
　　　　　＋ (UDI-6の合計点) ／6×25

(0から300の範囲)

> これらの質問は、あなたに腸、膀胱、骨盤に関係する何らかの症状があるかどうか、もしあるとすれば、どのくらいその症状で困っていらっしゃるかについて伺います。当てはまる□に✓をしてください。
> 質問に答える際は、**過去3か月**の症状についてお考えください。

◆ 骨盤臓器脱障害（POPDI-6）

Q1. 普段、下腹部に圧迫感を感じますか？

□ はい　→　Q. もし「はい」であれば、どのくらい困っていますか？
□ いいえ
　　　　　　　□₁ 困っていない
　　　　　　　□₂ 少し困っている
　　　　　　　□₃ 困っている（中くらい）
　　　　　　　□₄ 非常に困っている

Q2. 普段、骨盤のあたりに重苦しさやうっとうしさを感じますか？

□ はい　→　Q. もし「はい」であれば、どのくらい困っていますか？
□ いいえ
　　　　　　　□₁ 困っていない
　　　　　　　□₂ 少し困っている
　　　　　　　□₃ 困っている（中くらい）
　　　　　　　□₄ 非常に困っている

Q3. 普段、腟の辺りに、ふくらんだものや下がってはみ出すものが見える、あるいは手に触れますか？

□ はい　→　Q. もし「はい」であれば、どのくらい困っていますか？
□ いいえ
　　　　　　　□₁ 困っていない
　　　　　　　□₂ 少し困っている
　　　　　　　□₃ 困っている（中くらい）
　　　　　　　□₄ 非常に困っている

Q4. 普段、尿を全部出せない感じがしますか？

□ はい　→　Q. もし「はい」であれば、どのくらい困っていますか？
□ いいえ
　　　　　　　□₁ 困っていない
　　　　　　　□₂ 少し困っている
　　　　　　　□₃ 困っている（中くらい）
　　　　　　　□₄ 非常に困っている

Q5. 排便開始時もしくは終了時に、腟あるいは肛門周囲を圧迫しなければならないことがありますか？

□ はい　→　Q. もし「はい」であれば、どのくらい困っていますか？
□ いいえ
　　　　　　　□₁ 困っていない
　　　　　　　□₂ 少し困っている
　　　　　　　□₃ 困っている（中くらい）
　　　　　　　□₄ 非常に困っている

Q6. 排尿開始時もしくは終了時に、腟のあたりのふくらみを指で押し上げなければならないことがありますか？

□ はい　→　Q. もし「はい」であれば、どのくらい困っていますか？
□ いいえ
　　　　　　　□₁ 困っていない
　　　　　　　□₂ 少し困っている
　　　　　　　□₃ 困っている（中くらい）
　　　　　　　□₄ 非常に困っている

骨盤底困窮度質問票（J-PFDI-20）

(Yoshida M, et al. Reliability and validity of the Japanese version of the pelvic floor distress inventory-short form 20. Int Urogynecol J. 2013 Jun; 24 (6) : 1039-46. PubMed PMID: 23081741.)

◆ **結腸直腸 - 肛門障害（CRADI-8）**

Q7. 排便するとき、ひどく強くいきむ必要がありますか？

- □ はい ⟶ Q. もし「はい」であれば、どのくらい困っていますか？
- □₀ いいえ
  - □₁ 困っていない
  - □₂ 少し困っている
  - □₃ 困っている（中くらい）
  - □₄ 非常に困っている

Q8. 排便を終えるとき、完全に便を排出できていない感じがしますか？

- □ はい ⟶ Q. もし「はい」であれば、どのくらい困っていますか？
- □₀ いいえ
  - □₁ 困っていない
  - □₂ 少し困っている
  - □₃ 困っている（中くらい）
  - □₄ 非常に困っている

Q9. 普段、便が普通の硬さのとき、がまんできずに便をもらしますか？

- □ はい ⟶ Q. もし「はい」であれば、どのくらい困っていますか？
- □₀ いいえ
  - □₁ 困っていない
  - □₂ 少し困っている
  - □₃ 困っている（中くらい）
  - □₄ 非常に困っている

Q10. 普段、便がゆるいとき、がまんできずに便をもらしますか？

- □ はい ⟶ Q. もし「はい」であれば、どのくらい困っていますか？
- □₀ いいえ
  - □₁ 困っていない
  - □₂ 少し困っている
  - □₃ 困っている（中くらい）
  - □₄ 非常に困っている

Q11. 普段、おならをがまんできませんか？

- □ はい ⟶ Q. もし「はい」であれば、どのくらい困っていますか？
- □₀ いいえ
  - □₁ 困っていない
  - □₂ 少し困っている
  - □₃ 困っている（中くらい）
  - □₄ 非常に困っている

Q12. 普段、排便時に痛みを感じますか？

- □ はい ⟶ Q. もし「はい」であれば、どのくらい困っていますか？
- □₀ いいえ
  - □₁ 困っていない
  - □₂ 少し困っている
  - □₃ 困っている（中くらい）
  - □₄ 非常に困っている

Q13. 強い切迫感があって、排便するためにトイレに駆け込まなければならなかったことがありますか？

- □ はい ⟶ Q. もし「はい」であれば、どのくらい困っていますか？
- □₀ いいえ
  - □₁ 困っていない
  - □₂ 少し困っている
  - □₃ 困っている（中くらい）
  - □₄ 非常に困っている

骨盤底困窮度質問票（J-PFDI-20）つづき

（Yoshida M, et al. Reliability and validity of the Japanese version of the pelvic floor distress inventory-short form 20. Int Urogynecol J. 2013 Jun; 24 (6)：1039-46. PubMed PMID: 23081741.）

Q14. 排便時もしくは排便後に、腸の一部が肛門を通ってはみ出すことがありますか?

☐ はい ⟶ Q. もし「はい」であれば、どのくらい困っていますか?
☐₀ いいえ
　　　　　☐₁ 困っていない
　　　　　☐₂ 少し困っている
　　　　　☐₃ 困っている(中くらい)
　　　　　☐₄ 非常に困っている

◆下部尿路機能障害(UDI-6)

Q15. 普段、頻尿になっていますか?

☐ はい ⟶ Q. もし「はい」であれば、どのくらい困っていますか?
☐₀ いいえ
　　　　　☐₁ 困っていない
　　　　　☐₂ 少し困っている
　　　　　☐₃ 困っている(中くらい)
　　　　　☐₄ 非常に困っている

Q16. 普段、尿意切迫感(排尿せずにはいられない強い尿意)とともに尿がもれることがありますか?

☐ はい ⟶ Q. もし「はい」であれば、どのくらい困っていますか?
☐₀ いいえ
　　　　　☐₁ 困っていない
　　　　　☐₂ 少し困っている
　　　　　☐₃ 困っている(中くらい)
　　　　　☐₄ 非常に困っている

Q17. 普段、咳、くしゃみ、笑うなどで尿がもれますか?

☐ はい ⟶ Q. もし「はい」であれば、どのくらい困っていますか?
☐₀ いいえ
　　　　　☐₁ 困っていない
　　　　　☐₂ 少し困っている
　　　　　☐₃ 困っている(中くらい)
　　　　　☐₄ 非常に困っている

Q18. 普段、尿が少量、もれることがありますか?

☐ はい ⟶ Q. もし「はい」であれば、どのくらい困っていますか?
☐₀ いいえ
　　　　　☐₁ 困っていない
　　　　　☐₂ 少し困っている
　　　　　☐₃ 困っている(中くらい)
　　　　　☐₄ 非常に困っている

Q19. 普段、尿がうまく出ないことがありますか?

☐ はい ⟶ Q. もし「はい」であれば、どのくらい困っていますか?
☐₀ いいえ
　　　　　☐₁ 困っていない
　　　　　☐₂ 少し困っている
　　　　　☐₃ 困っている(中くらい)
　　　　　☐₄ 非常に困っている

Q20. 普段、下腹部や外陰部に痛みや不快感がありますか?

☐ はい ⟶ Q. もし「はい」であれば、どのくらい困っていますか?
☐₀ いいえ
　　　　　☐₁ 困っていない
　　　　　☐₂ 少し困っている
　　　　　☐₃ 困っている(中くらい)
　　　　　☐₄ 非常に困っている

骨盤底困窮度質問票(J-PFDI-20)つづき

(Yoshida M, et al. Reliability and validity of the Japanese version of the pelvic floor distress inventory-short form 20. Int Urogynecol J. 2013 Jun; 24 (6) : 1039-46. PubMed PMID: 23081741.)

Index

数字・欧文

1時間パッドテスト……………………………36
α1アドレナリン受容体遮断薬（α1遮断薬）
　………………………………………69, 73
β3アドレナリン受容体作動薬（β3作動薬）
　…………………………………47, 49, 50, 51
　―の作用機序…………………………50
abdominal leak point pressure：ALPP……37
arcus tendineus fasciae pelvis：ATFP‥27, 63
bio feedback：BF………142, 144, 146, 147
Blaivas 分類……………………………34, 35
CIC 指導のコツ………………………………186
clean intermittent catheterization：CIC
　………………………………………69, 186
core lower urinary tract symptom score：
　CLSS………………………32, 48, 116, 192
detrusor overactivity：DO………………47
diagnostic and statistical manual of mental
　disorder of 5th edition：DSM-5‥101, 102
electrical stimulation：ES………………51
female sexual dysfunction：FSD……99, 103
Fowler 症候群…………………………68, 74
FSD の分類………………………………101, 102
FSFI……………………………196, 197, 198
genitourinary syndrome of menopause：GSM
　………………………………………101, 183
Green 分類………………………………34, 35
ICIQ-SF…………………………32, 33, 116
intrinsic sphincter deficiency：ISD…30, 37
King's Health Questionnaire：KHQ
　……………………………………32, 193, 194
laparoscopic sacral colpopexy：LSC……60
lower urinary tract symptom：LUTS
　……………………………………30, 32, 47
LSC 手術…………………………………65, 66
magnetic stimulation：MS………………51
maximum urethral closure pressure：MUCP
　……………………………………………37
MizCure………………………………………155
modified Oxford grading system…………139
MRI…………………………………………58, 95
Native tissue repair：NTR……………60, 62
neurogenic lower urinary tract dysfunction：
　NLUTD………………………………68, 69
Neuromodulation……………………………49, 90
NSAIDs………………………………………89
O'Leary-Sant の症状スコア・問題スコア…86
OAB の治療………………………………………50
OAB の有病率……………………………………48
overactive bladder symptom score：OABSS
　…………………………………47, 116, 124, 192
overactive bladder：OAB
　……………26, 47, 56, 61, 104, 124, 127
pelvic organ prolapse：POP…………54, 60,
　104, 116, 126, 128, 132, 136, 173, 178
PFDI………………………………………124
PISQ-IR……………………103, 199, 200, 201
POP-Q stage…………………………58, 61, 128
POP-Q システム……………………57, 58, 180
P-QOL 質問票……………………………………195
pubis urethra ligament：PUL………………24
Q チップテスト…………………………………34
sacral neuromodulation：SNM………51, 52
Shull 法……………………………………62
stress urinary incontinence：SUI‥104, 126
tension-free vaginal mesh：TVM……60, 63
transurethral resection of the bladder tumor：
　TURBT………………………………………89
TVM 手術…………………………………60, 63
underactive bladder：UAB………………68
urethral pressure profile：UPP…………37
urge urinary incontinence：UUI………47, 126
urodynamic study：UDS………………47, 69
uroflowmetry：UFM………………………37
Uscan………………………………………120
uterosacral ligaments：USL………………24
vesicovaginal fistula：VVF………………92

あ

萎縮膀胱……………………………………71
溢流性尿失禁………………………………31

インテグラル理論……………………20, 21, 24
インモン法……………………………………62
エストロゲン……………………50, 100, 107
オルガズム障害…………………99, 101, 105

か

過活動膀胱
　………26, 37, 47, 56, 61, 104, 123, 127
過活動膀胱症状スコア………………47, 192
画像診断………………………………80, 94
下部尿路症状
　………30, 47, 54, 55, 56, 68, 116, 178
加齢……………………20, 30, 48, 55, 77
間質性膀胱炎…………38, 47, 84, 88, 103
機能性尿失禁…………………………………31
球海綿体筋……………………14, 21, 22
挙筋板……………………21, 22, 25, 26, 27
キング健康質問票………………… 193, 194
鎖膀胱尿道造影………………………………34
経会陰エコ…………………………………150
経会陰超音波検査……………34, 36, 133
計画療法…………………………… 158, 161
経腟触診………………………………………136
経腟的膀胱腟瘻閉鎖術…………………………97
経腟メッシュ手術……………………………60
経尿道的膀胱腫瘍切除術…………………88
経腹エコ…………………………………150
血管……………………………………10, 15
原発性膀胱頸部閉塞……………………68, 73
抗コリン薬…………………… 47, 49, 50, 51
　―の作用機序…………………………50
哄笑性尿失禁…………………………………31
行動療法………………49, 69, 89, 158, 162
　―統合プログラム…………………128, 158
広汎子宮全摘術……………………………70
肛門挙筋………………………12, 13, 14, 132
国際失禁会議尿失禁質問票短縮版…………33
骨盤筋膜腱弓…………………… 22, 27, 63
骨盤骨…………………………10, 11, 13, 15
骨盤臓器……………………………10, 15, 16
　―脱…54, 60, 104, 116, 126, 132, 164,

　　173, 178, 199, 200, 201
骨盤底筋群
　……20, 21, 23, 25, 126, 129, 136, 142
　―の機能不全……………………………23
骨盤底筋訓練
　………20, 126, 136, 142, 146, 150, 177
　―の指導方法………………………… 129
骨盤底困窮度質問票………… 202, 203, 204
骨盤底サポーター®………………………173
　―のサイズ測定……………………… 174
骨盤底の筋肉…………………………………13
骨盤底の力学…………………………………24
混合性尿失禁……………………30, 31, 42, 126
コンベックスプローブ……………34, 133, 151

さ

最大尿道閉鎖圧………………………………37
坐骨海綿体筋…………………………14, 21, 22
産後尿閉………………………………68, 74
残尿……………………………58, 116, 118
残尿量の測定………………………………120
磁気刺激療法…………………………………51
自己着脱………………………………164, 172
持続性尿失禁…………………………………31
失禁量……………………………37, 118, 127
習慣化排尿誘導…………………… 158, 162
出産……………………………20, 103, 182
術式選択…………………………………………61
主要下部尿路症状スコア………48, 116, 192
上部尿路障害…………………………53, 69
初期診療のアルゴリズム…………………190
神経……………………………………10, 15
神経因性下部尿路機能障害………68, 69, 72
神経因性膀胱……………31, 32, 37, 76, 81
神経のネットワーク……………10, 15, 16, 17
神経変調療法（neuromodulation）……49, 51
ストレステスト…………………30, 32, 33, 42
生活指導………………55, 83, 88, 123, 158
清潔間欠導尿………………………………69, 186
性反応……………………………99, 100, 102
脊椎損傷………………………………………184

切迫性尿失禁 30, 31, 47, 126
浅会陰横筋 14, 22
仙棘靱帯 11, 13, 62, 64
　―固定法 62
仙骨子宮靱帯 10, 17, 18, 22, 24, 26, 27, 62, 64
仙骨神経刺激療法 47, 51, 52, 74
専門的診療のアルゴリズム 190

た

遅筋線維 21, 130
恥骨直腸筋 13, 21, 22
恥骨尿道靱帯 22, 25, 26, 27
恥骨尾骨筋 13, 21, 22, 25, 27
腟圧計 142, 143, 144, 155
腟内視診 94
腟閉鎖術 63
中部尿道スリング手術 30, 39, 40
腸骨尾骨筋 13, 21, 22, 62
直腸子宮靱帯 10, 17
低活動膀胱 49, 68
定時排尿誘導 158, 161, 162
電気刺激療法 51
導尿 74, 187

な

難治性非神経因性OAB 53
尿生殖隔膜 13, 14, 22
尿道過可動 30, 34
尿道括約筋不全 30, 37
尿道口 186
尿道憩室 68, 74
尿道内圧検査 37
尿排出障害 27, 68, 180
尿流動態検査 42, 47, 69
尿流量測定 37
尿路感染症 54

は

バイオフィードバック療法 136, 142, 146, 150
排尿記録の3様式 191

排尿筋過活動 47, 72
排尿筋収縮 71, 72, 73
排尿筋低活動 68, 69
排尿促進法 161
排尿日誌 116, 191
ハンナ型 84, 88
ハンナ病変焼灼術 89
尾骨筋 13, 21, 22
非ハンナ型 84, 87
フィードバック療法 137
腹圧下尿漏出圧 37
腹圧性尿失禁 26, 30, 33, 39, 42, 56, 122,
腹腔鏡下仙骨腟固定術 11, 60
腹筋 23, 24, 150
ブラッダースキャンシステム 120
閉経関連泌尿生殖器症候群 101, 183
ペッサリー 164, 165, 170
ペッサリーリング 177
便秘 158, 160
膀胱過伸展 72, 74
膀胱鏡 87, 94
　―検査 38, 94
膀胱訓練 158, 161
膀胱コンプライアンス 70, 72
膀胱水圧拡張術 88
膀胱造影 58, 94, 95
膀胱腟瘻 92, 93, 95
膀胱出口部閉塞 69, 70
膀胱内圧検査 37
膀胱内尿量 120
ボツリヌス毒素膀胱壁内注入療法 52, 91

ま・や・ら

マッコール法 62
マンチェスター手術 61, 63
夜間遺尿 31
薬物療法 39, 49, 50, 69
ユーリパン 118
梨状筋 13, 21, 22
リリアムα-200 120

泌尿器 Care&Cure Uro-Lo 別冊
女性泌尿器科疾患の治療とケア―骨盤臓器脱＆尿失禁
2019年8月10日発行　第1版第1刷

編　著	谷口　珠実／加藤　久美子
発行者	長谷川　素美
発行所	株式会社メディカ出版
	〒532-8588
	大阪市淀川区宮原3-4-30
	ニッセイ新大阪ビル16F
	https://www.medica.co.jp/
編集担当	渡邊亜希子
編集協力	creative studio ウィルベリーズ
装　幀	市川　竜
本文イラスト	福井典子
組　版	株式会社明昌堂
印刷・製本	株式会社シナノ パブリッシング プレス

Ⓒ Tamami TANIGUCHI & Kumiko KATO, 2019

本書の複製権・翻訳権・翻案権・上映権・譲渡権・公衆送信権（送信可能化権を含む）は、（株）メディカ出版が保有します。

ISBN978-4-8404-6910-4　　　　　　　　　　　　　　　　　　　Printed and bound in Japan

当社出版物に関する各種お問い合わせ先（受付時間：平日9：00〜17：00）
●編集内容については、編集局 06-6398-5048
●ご注文・不良品（乱丁・落丁）については、お客様センター 0120-276-591
●付属のCD-ROM、DVD、ダウンロードの動作不具合などについては、デジタル助っ人サービス 0120-276-592